우리가 몰랐던

# 당뇨병 치료 생활습관의 비밀

우리가 몰랐던

# 당뇨병 치료 생활습관의 비밀


오비츠 료이치 · 가와카미 마사노부 지음 | 박선무·고선윤 옮김

안철우(연세대학교 의과대학 강남세브란스병원 내분비내과 교수) 감수



중앙생활사

# 감수자의 말

제가 진료실에서 진료를 볼 때면, 정말 많은 환자분들께서 '당뇨병'이라는 질병에 대해 평소 궁금하셨던 많은 질문을 주시곤 합니다. 저는 그럴 때마다 항상 대답해드리는 말씀이 있습니다. 바로 성공적인 당뇨병의 관리란 어떻게 해야 하는 것인가에 대한 비결입니다.

먼저 '당뇨병'이라는 질병이 내게 찾아왔을 때, 나의 마음가짐을 어떻게 해야 할지가 제일 중요합니다. 당뇨병은 감기나 폐렴 같은 질환들과는 분명히 다른 만성 질환이며, 완치를 해서 사라져버리는 병이 아니라 꾸준히 관리를 해야 하는 병이라는 것을 꼭 이해하셔야 하겠습니다. 마치 썩 유쾌하지는 않지만 내게는 없어서는 안 될 그런 친구처럼, 당뇨병이 나에게 있어서 그동안 올바르지 않았던 생활습관을 관리하게 해주는 건강 매니저의 역할을 하는 것이라고 생각해보시는 것은 어떨까요? 더 나아가 당뇨병이란 것이 나에게 있어 건강한 삶을 유지할 수 있게 하는 원동력이 되고, 그야말로 한 가지 병을 앓고 있지만 다른 동반 질환이 없이 평생 건강한 상태인 '일병장수'를 이룰 수 있게 해준다고 생각해본다면, 보다 긍정적이고 적극적인 태도로 당뇨병을 다스릴 수 있을 것입니다. 이것이 바로 제가 말씀드리는 '당뇨병과의 동행'이라고 할 수 있겠습니다.

당뇨병이란 것은 병을 앓고 있는 여러분 혼자의 힘만으로 이겨낼 수 있는 병이 아니며, 의사의 힘만으로 치료할 수 있는 병 또한 아닙니다. 당뇨병을 효과적으로 관리하기 위해서는 여러분과 여러분의 가족, 그리고 담당의사와 의료진 모두가 힘을 합쳐 아름다운 조화와 협력을 이루어내야 합니다. 저는 당뇨병을 치료하는 우리 의료진이, 환자분들 각자에 대해 아낌없는 조언과 격려를 드리는 코치의 입장에 서야 한다고 생각합니다. 이와 동시에, 당뇨병을 다스리셔야 할 환자 여러분들께서 선수의 입장에서 스스로 생각하고 노력해볼 필요가 있다는 말씀 또한 드리고 싶습니다. 마치 목마른 말을 물가에 데려가도 말이 직접 물을 마시지 않는다면 아무 소용이 없는 것처럼, 여러분 본인이 각자 하셔야 할 건강한 생활습관을 지켜내지 못한다면 당뇨병 치료는 요원한 길이 될 것입니다.

당뇨병은 단순히 혈당이 오르고 내리는 문제가 아니라, 내 몸

안의 각종 장기와 호르몬의 균형이 불협화음을 이루어 발생하는, 이른바 '당뇨병을 일으키는 8가지 악당들'에 의해 생기는 복잡다난한 질병이기 때문입니다. 그렇지만 이러한 몸속의 시한폭탄 같은 당뇨병의 발생을 늦출 수 있는 방법도 존재합니다. 그것은 내 몸 안에 있는 의사, 바로 체내에서 분비되는 호르몬입니다.

호르몬은 그야말로 우리 몸의 숨은 지배자로서, 아주 적은 양으로도 우리를 건강하게 만들거나, 병들게 할 수 있는 엄청난 위력을 지니고 있습니다. 호르몬의 분비와 효능이 자연스러운 밸런스를 맞추게 되면 노화를 방지하고 젊음을 유지하며 각종 질병을 예방할 수 있지만, 호르몬의 교란이 일어나면 오히려 몸의 피로와 손상이 발생하고, 겉으로 나타나는 피부의 변화뿐 아니라 몸 속 장기들의 기능들도 저하되어 병을 초래하게 됩니다. 이런 호르몬이야말로 우리의 삶과 죽음을 관장하는 생로병사의 결정자라 볼 수 있습니다.

이 책의 특징은 당뇨병의 정확한 이해와 더불어, 다양하지만 일상적으로 한 번쯤 궁금해하실 만한 고민들을 속시원히 해결할 수 있는 방안이 담겨 있다는 점입니다. 저는 진료실에서 다 말씀드리지 못한 유익하고 알찬 내용이 오롯이 담겨 있는 이 책을 통하여, 여러분들께서 앞으로 당뇨병을 스스로 해결하고 치유하며,

효과적으로 관리할 수 있는 든든한 조력자를 만날 수 있을 것이라 확신합니다. 또한 제가 한 가지 바라는 것이 있다면, 이 책을 통하여 당뇨병을 앓고 계시는 환자분들, 혹은 당뇨병에 노출되어 있을지도 모르는 여러분들께서 스스로의 건강을 돌아볼 수 있는 계기가 되었으면 하는 것입니다. 마치 당뇨병이라는 창문을 통해 이전까지 알지 못했던 새로운 세계의 풍경을 조망하게 되는 것처럼, 모르고 놓쳤던 건강을 되찾을 수 있는 기회를 되찾고 실천할 수 있게 되는 소중한 계기가 되었으면 좋겠다는 순수한 희구를 품으려 합니다.

당뇨병을 꾸준히 관리하며 건강을 잃지 않도록 노력한다는 것은, 길이 안 보이는 어두운 터널 같은 공간을 묵묵히 전진하는 것만큼이나 어렵고 힘든 일입니다. 부디 당뇨병 환자의 삶을 걸어가는 여러분들에게, 이 책이 든든한 동행자가 될 수 있기를 진심으로 바라고 기원합니다.

신록의 매봉산 자락에서,

연세대학교 의과대학 강남세브란스병원 내분비내과 교수

안 철 우

## 생활습관 개선이 당뇨병 치료의 지름길이다

당뇨병으로 혈당치가 높은 상태가 지속되면 혈관이나 신경 등이 차츰 장애를 입고 다양한 합병증이 발생합니다.

그러나 편식, 운동 부족, 스트레스와 같은 좋지 않은 생활습관을 개선하고, 필요에 따라서 적당한 약물치료나 인슐린요법을 실시한다면 혈당치를 조절할 수 있어서 합병증을 방지할 수도 있습니다. 그뿐만 아니라 이런 건강하지 못한 생활습관을 수정, 개선하는 것으로 홀리스틱 헬스(holistic health : 정신·신체·환경이 적당히 조절되어 주어진 조건에서 최고의 생활의 질을 얻을 수 있는 상태)에 이를 수 있습니다.

이 책에서는 홀리스틱 헬스가 되기 위한 노하우와 지식을 소개합니다. 하루하루의 노력은 반드시 결실을 맺을 것입니다. 희망을 잃지 않고 방심하지 않는다면 당뇨병과 잘 사귀면서 홀리스틱 헬스의 경지에 이를 것입니다. 반드시 그렇게 될 것을 기원합니다.

오비츠 산케이 병원 명예원장

오비츠 료이치

## 당뇨병은 하루하루의 자기관리가 중요하다

당뇨병을 치료함에 있어서 혈당치 조절과 합병증 예방은 무엇보다도 중요한 과제입니다. 그러기 위해서는 균형 잡힌 식사를 하고 적당한 운동, 스트레스 조절, 금연 등의 자기관리가 필요합니다. 또한 매일 자신의 건강상태를 체크함과 동시에, 정기적으로 내과나 안과를 찾아서 '합병증이 생기진 않았는지' 체크하는 일이 중요합니다.

이런 습관을 평생 가져야 합니다. 언뜻 어렵게 보일진 몰라도 이런 생활은 동맥경화와 고혈압과 같은 생활습관병의 예방 및 치료에 도움이 됩니다. 또한 절도 있는 생활 속에서 진정한 먹을거리의 즐거움, 몸을 움직이는 즐거움을 알게 되어 보다 풍요로운 마음으로 살아가는 사람도 적지 않습니다.

당뇨병 치료를 소극적으로 받아들이기보다는 이제부터 인생을 더욱 충실하게 살기 위한 계기로 이용하시기 바랍니다.

이 책에서는 당뇨병과 잘 지내기 위한 식사와 운동, 스트레스 조절법 등 여러 가지 생활의 지혜를 소개합니다. 의사와 영양사의 조언과 더불어 이런 생활의 지혜를 참고하면서 건강한 생활을 즐길 수 있기를 바랍니다.

지치의과대학 부속 사이타마 병원 의료센터장

가와카미 마사노부

차례

## 1장 당뇨병이란 무엇인가

## 2장 당뇨병의 최신 치료

### 당뇨병의 치료



### 약물요법



### 당뇨병 치료 중에 주의할 점

## 3장 비만 방지와 혈당 조절에 좋은 식사법

## 4장 비만 방지와 혈당 조절에 좋은 운동법

### 운동은 약이다



### 당뇨병에 효과적인 운동

## 5장 생활의 지혜 & 대체요법

서장

# 당뇨병이 걱정될 때

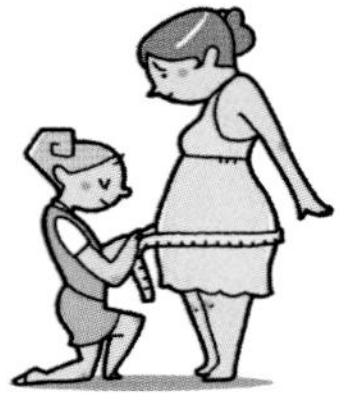

'몸이 나른하다', '피곤하다', '식욕이 없다', '체중 증감이 반복된다', '목이 마르다' 등의 증상이 있습니까? 이런 것이 당뇨병의 초기증상이라고 합니다만 자각하는 일은 거의 없고 나중에 '그러고 보니……'라는 경우가 태반입니다.

# 당뇨병 위험도 체크하기

## 몸이 보내는 SOS 신호

체내에서 어떤 이상이 생기면 우리는 그것을 증상으로 자각합니다. 물론 당뇨병의 경우도 마찬가지여서 다음과 같은 다양한 자각증상이 나타납니다.

"이런 증상이 없으니 걱정 없어"라고 안심하는 것은 경솔한 판단입니다. 왜냐하면 당뇨병의 자각증상이 초기에는 거의 나타나지 않기 때문입니다. 병이 상당히 진행된 다음에야 나타나는 경우가 많습니다. 자각증상 없이 실은 '조용하게 당뇨병이 진행되고 있었다'는 경우가 실제로 있습니다.

## 이런 증상이 있는가

**당뇨병이 심해지면 자각증상이 확실하게 나타난다.**

- 소변이 자주 마렵다. 소변의 양이 평상시보다 많다.
- 목이 몹시 마르다.
- 밥을 먹었는데도 배가 고프다.
- 식사량에는 변화가 없는데 체중이 줄어들었다.
- 소변 냄새가 꿀처럼 달다.
- 노곤하다. 몸이 쉽게 피곤해진다.
- 손발이 저리다. 또는 아프다.
- 상처가 잘 아물지 않는다.
- 갑자기 시력이 저하했다.
- 의식이 몽롱해지는 일이 있었다.
- 다리가 붓는다.

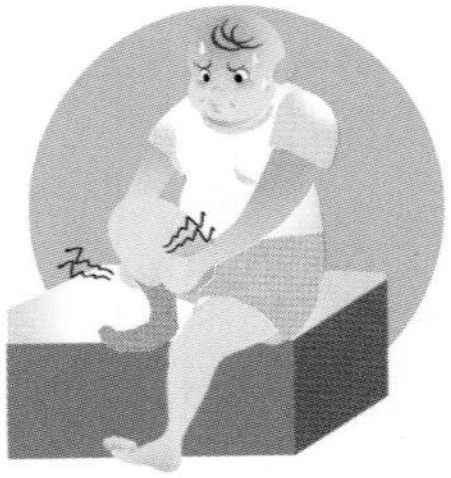

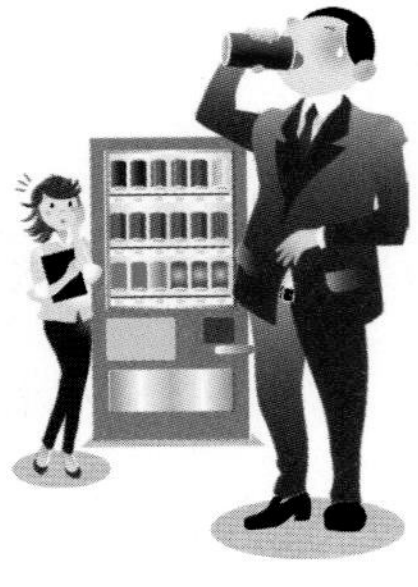

## 사과형과 서양배형

당뇨병 발생의 위험인자 중 하나는 비만입니다. 당신은 비만입니까? 비만인가 아닌가는 다음의 BMI(Body Mass Index)라는 잣대로 알 수 있습니다. 계산식에서 구한 수치가 25 이상이면 비만에 해당됩니다. 당신의 비만도를 판정했다면 다음은 체형을 체크해보세요.

비만은 지방이 신체의 어느 부분에 보다 많이 축적되어 있는

**사과형 비만인가, 서양배형 비만인가 체크하기**

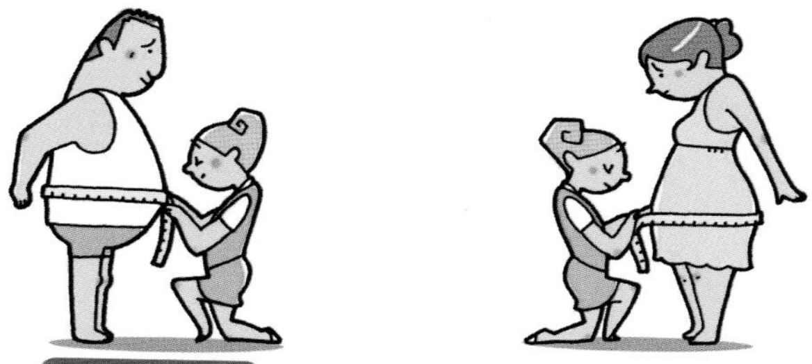

사과형 비만

$$\frac{\text{허리둘레}}{\text{엉덩이둘레}} = 0.7 \text{ 이상의 경우}$$

서양배형 비만

$$\frac{\text{허리둘레}}{\text{엉덩이둘레}} = 0.7 \text{ 미만의 경우}$$

**비만의 정도를 체크해보자!**

**계산식** BMI = 체중(kg)÷신장(m)÷신장(m)
표준체중 = 신장(m)×신장(m)×22

자신이 비만인지 아닌지는 BMI(Body Mass Index : 체격지수)로 판정할 수 있다.
표준체중의 BMI는 22이다.

가에 따라 '사과형 비만' 혹은 '서양배형 비만'으로 구분됩니다.

사과형 비만은 '상반신 비만'이라고도 합니다. 복부에 지방이 축적되어 있는 것이 특징인데 남성에게서 많이 볼 수 있습니다. 한편 서양배형 비만은 여성에게서 많이 볼 수 있으며, 하복부와 엉덩이 등 하반신이 볼록한 것이 특징입니다.

서양배형 비만은 당뇨병 등 생활습관병과의 관계가 비교적 적으므로 그다지 걱정하지 않아도 됩니다. 걱정이 되는 것은 사과형 비만입니다.

사과형 비만은 복부의 내장 주변에 붙는 내장지방이 과도하게 축적되어 있을 가능성이 높습니다. 내장지방이 과도하게 축적된 상태를 '내장지방형 비만'이라고 합니다. 이것이야말로 당뇨병 등 생활습관병과 밀접한 관계가 있는 비만입니다.

사과형 비만인지 아닌지는 허리둘레와 엉덩이둘레 사이즈로 알 수 있습니다. 배꼽의 위치에서 잰 허리둘레가 남성이 85cm, 여성이 90cm 이상이면 사과형 비만입니다(한국의 경우, 남성 90cm 이상, 여성 85cm 이상). 따라서 이 체형에 해당되는 사람은 비만을 개선해야 합니다.

**일본비만학회에 따른 비만 판정기준**

| BMI | 판정 |
|---|---|
| 18.5 미만 | 저체중 |
| 18.5 이상~25.0 미만 | 보통체중 |
| 25.0 이상~30.0 미만 | 비만1도 |
| 30.0 이상~35.0 미만 | 비만2도 |
| 35.0 이상~40.0 미만 | 비만3도 |
| 40.0 이상 | 비만4도 |

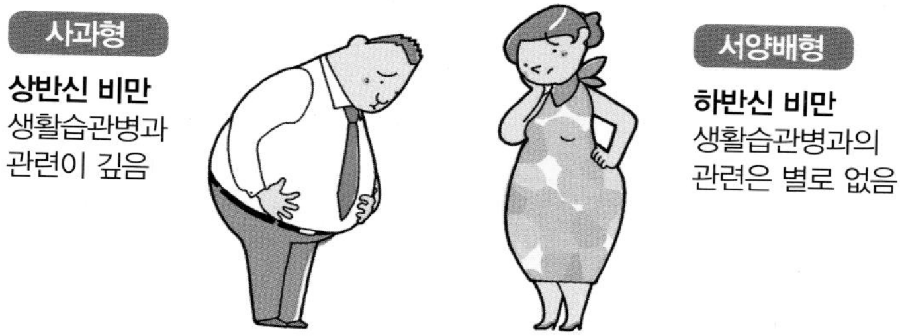


## 비만 이외의 위험인자

당뇨병의 위험인자는 비만 이외에도 여러 가지가 있습니다. 이를테면 유전적 요인으로, 가족이나 친족(3촌 이내) 중에 당뇨병 환자가 있으면 당뇨병 발생률이 높다는 것은 이미 잘 알려진 사실입니다.

그러나 실제로는 가족이나 친족 중에 당뇨병 환자가 있어도 당뇨병이 발생하지 않는 사람도 많이 있습니다. 또한 미국 서해안이나 하와이 등 미국에 사는 일본계와 일본 본토에 사는 일본인을 비교·연구했을 때, 같은 유전적 요인이 있음에도 미국에 사는 일본계가 일본에 사는 일본인보다 당뇨병에 더 잘 걸린다는 결과가 나왔습니다.

이것으로 당뇨병 발생에는 유전적 요인만이 아니라 다양한 생활습관이 커다란 영향을 미치고 있다는 사실을 알 수 있습니다. 즉 유전적 요인에 환경인자가 더해져서 당뇨병이 발생하는 것입니다.

당뇨병 발생과 관련이 있는 생활습관에는 운동 부족과 식생활, 담배, 음주, 스트레스 등이 있습니다. 이런 위험인자가 많이 있으면 있을수록 당뇨병이 발생할 위험도가 높아집니다.

여러분 자신의 생활습관을 한번 점검해보고, 당뇨병의 위험인자가 여럿 존재하지는 않는지 확인해보기 바랍니다. 위험인자가 여럿 있다면 주의해야 합니다.

## 당뇨병 위험인자

**비만 이외의 위험인자로는 다음과 같은 것들이 있다.**

### 유전적 요인

가족, 친족 중 당뇨병 환자가 있다.

### 운동 부족

평상시 잘 걷지 않는 사람, 휴일 혹은 퇴근 후 특별한 운동을 하지 않는 사람은 당뇨병 발병 위험이 높다.

### 섭취 에너지가 많다

과식, 특히 육류와 유지류를 과다하게 섭취하는 것은 당뇨병 발생을 유발한다.

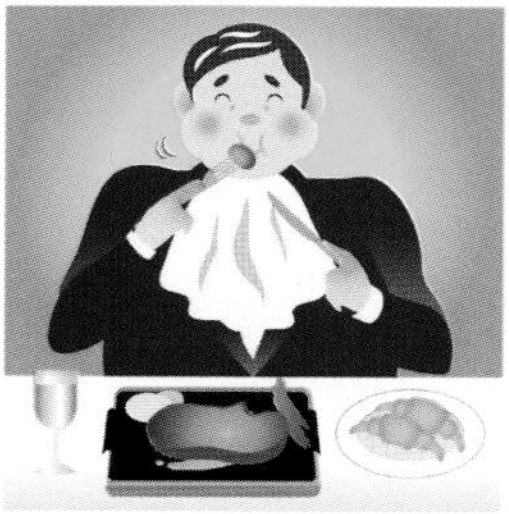

### 흡연

흡연은 내장지방의 축적을 촉진한다.

음주

과음하는 습관을 가진 사람은 당뇨병에 잘 걸린다는 보고가 있다.

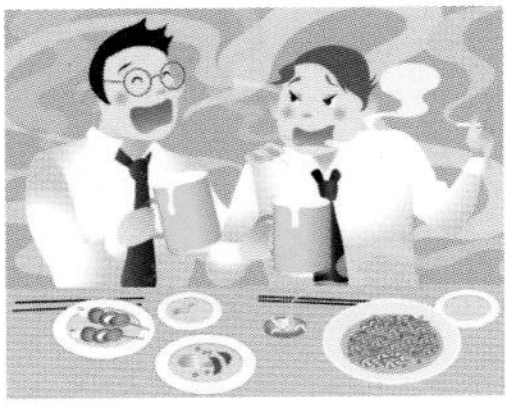

정신적 스트레스

스트레스는 혈당치를 올린다. 또한 스트레스는 과식을 유도한다.

## 복부비만과 대사증후군

최근 '대사증후군'이라는 말을 자주 듣습니다. 대사증후군은 '내장지방증후군' 또는 '메타볼릭증후군(metabolic syndrome)'이라고도 불리는데, 내장지방의 축적을 기반으로 ① 혈당치가 높다, ② 혈압이 높다, ③ 혈중 지질의 이상(중성지방의 수치가 높거나 동맥경화 방지에 도움이 되는 HDL 콜레스테롤 수치가 낮음)이 중복해 있는 상태를 말합니다.

항간에서는 대사증후군이면 동맥경화가 진행해서 심근경색이나 뇌졸중이 발생할 위험이 높다고 합니다. 문제는 그뿐만이 아닙니다. 대사증후군은 '당뇨병이 생기기 직전', 즉 당뇨 예비군일 가능성이 있습니다. 물론 이것을 방치하면 당뇨병이 됩니다.

직장이나 자치단체에서 실시하는 건강검진을 받고 그 검사 데이터를 가지고 있는 사람은 다음의 '대사증후군 진단기준'과 반드시 비교해보기 바랍니다. 만약 해당되는 것이 있다면 과식이나 운동 부족 등 생활습관을 개선해서 대사증후군의 시작이라고 할 수 있는 내장비만을 줄입시다. 그리고 가능하다면 의료기관을 찾아서 식후의 혈당치를 검사하기 바랍니다.

대사증후군 진단기준은 아침식사를 하지 않은 공복상태에서의 혈당치('공복 시 혈당'이라고 함)를 봅니다. 검진에서도 공복 시

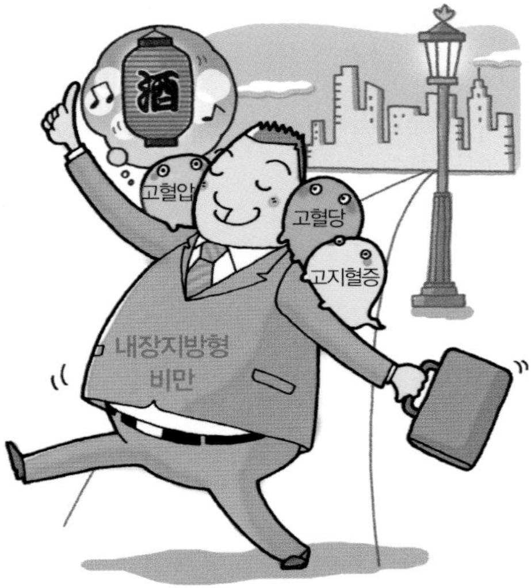

혈당을 측정합니다. 건강검진에서 공복 시 혈당은 정상인데 식후 혈당치를 재니 높았다는 경우도 있습니다. 건강검진 자료의 수치만 믿고 있다면 자칫 당뇨병 대책이 늦어질 염려가 있습니다.

## 대사증후군 체크하기

다음의 필수항목에 해당되고, 또한 선택항목 중 해당되는 것이 2개 이상이면 '대사증후군'에 해당된다.

**대사증후군 진단기준**

| 필수항목 | 선택항목 |
|---|---|
| 배꼽 위치에서 측정한 허리둘레가 남성은 85cm 이상, 여성은 90cm 이상인 경우(한국은 남성 90cm 이상, 여성 85cm 이상) | 아래 3항목 중 해당되는 항목이 2항목 이상일 경우<br><br>① 중성지방 수치가 150mg/dl 이상, 또는 HDL(좋은) 콜레스테롤 수치가 40mg/dl 미만<br>② 수축기혈압이 130mmHg 이상, 또는 확장기혈압이 85mmHg 이상<br>③ 공복 시 혈당치가 100mg/dl 이상 |

1장

# 당뇨병이란 무엇인가

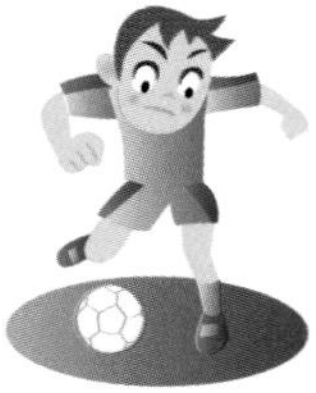

당뇨병은 그 자체만으로 생명을 앗아가지는 않습니다. 그러나 적당한 처치를 하지 않고 오랫동안 방치해두면 무서운 합병증을 불러일으킵니다.
당뇨병은 초기부터 바른 처치를 하면 완전히 치유된 것과 같은 상태로 개선할 수 있는 병입니다. 무조건 두려워하기보다는 병에 대한 올바른 지식을 갖기 바랍니다.

# 당뇨병
# 제대로 이해하기

## 당뇨병에 대한 오해와 진실

효과적인 당뇨병 대책을 위해서는 먼저 병을 바르게 이해하는 일이 중요합니다. 그런데 실제로는 이 병을 오해하고 있는 사람들이 적지 않습니다.

당신은 당뇨병에 대한 올바른 지식을 가지고 있습니까? 당뇨병에 대한 이해도를 알아보는 다음의 Q&A로 한번 확인해보기 바랍니다.

## 당뇨병 이해도 테스트

**당뇨병에 관해서 많이 오해하고 있는 것들을 다루었다.**

**Q** 당뇨병은 소변에 당이 나오는 병이다?

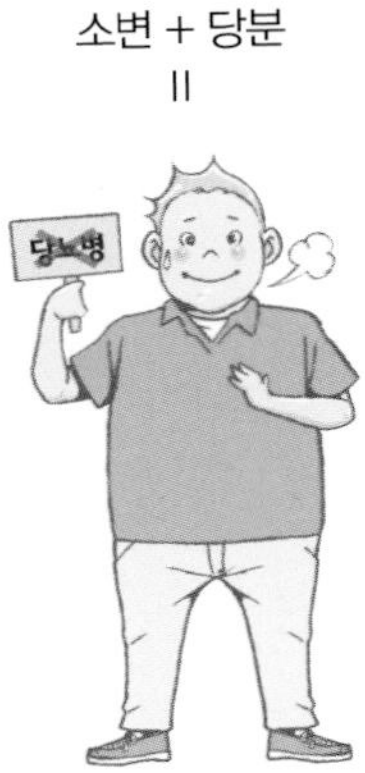


**A** X

**해설**

당뇨병일 때 혈액 중의 과도한 당이 소변으로 흘러나오는 일도 있으나, 소변에 당이 나오지 않아도 당뇨병인 경우가 있다. 또한 당뇨병 이외의 원인으로 소변에 당이 나오는 경우도 있다.

**Q** 당뇨병은 단것을 너무 많이 먹으면 생긴다?

**A** X

**해설**

단것은 혈당치를 올리지만, 당뇨병의 원인은 그것만이 아니다. 실은 당뇨병 발생은 지방의 섭취량과 관계가 깊다고 한다. 실제로 세계적으로 지방의 섭취량

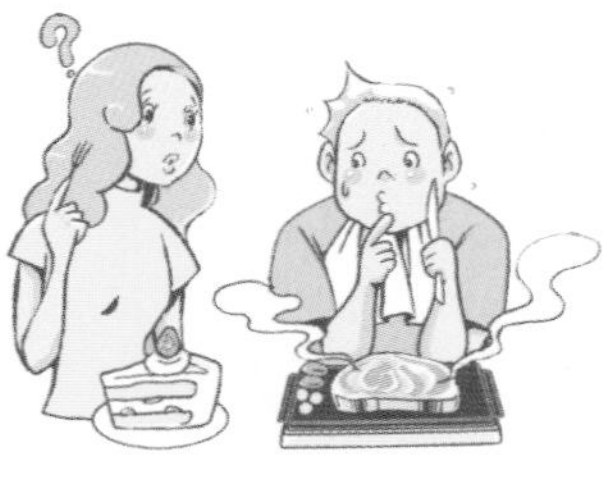

이 많은 민족일수록 당뇨병 발생률이 높다.

## Q 당뇨병은 유전한다?

## A △

**해설**

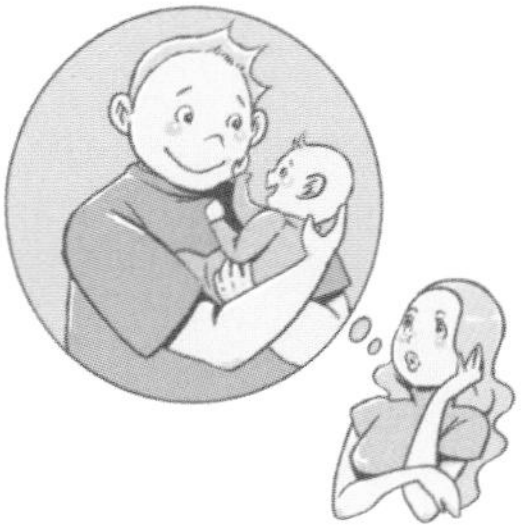

양친 중 한 분이 당뇨병이거나 또는 조부모 중 당뇨병 환자가 있을 경우, 그렇지 않은 사람에 비해서 당뇨병이 생긴다는 보고가 있다. 그러나 이런 경우라도 당뇨병이 발생하지 않는 사람이 있다.

## Q 마른 사람은 당뇨병에 걸리지 않는다?

## A X

**해설**

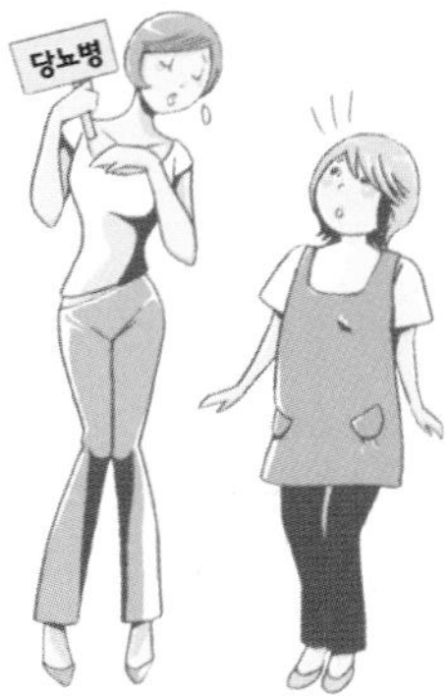


비만인 사람은 마른 사람에 비해서 당뇨병이 생길 위험성이 높다. 그러나 당뇨병 환자 중 비만이 아닌 사람도 많이 있다.

## Q 당뇨병 치료는 자각증상이 있은 다음에도 가능하다?

## A X

**해설**

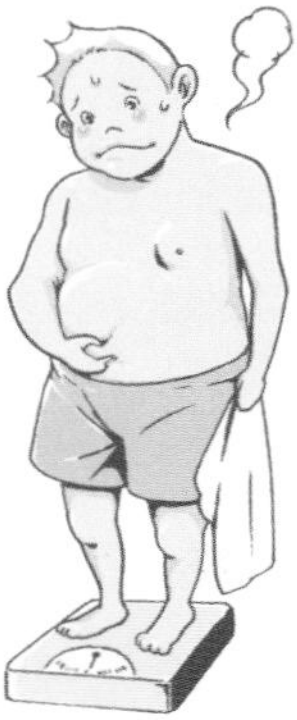

당뇨병의 흔한 증상으로는 '소변의 양이 많아진다', '목이 자주 마르다', '나른하다' 등이 있는데, 이런 증상이 나타난다는 것은 이미 병세가 상당히 진행했음을 의미한다. 따라서 증상이 없어도 당뇨병 진단을 받으면 치료를 받아야 한다.

## Q 당뇨병에 걸리면 반드시 인슐린 주사를 맞아야만 증상이 개선된다?

## A X

**해설**

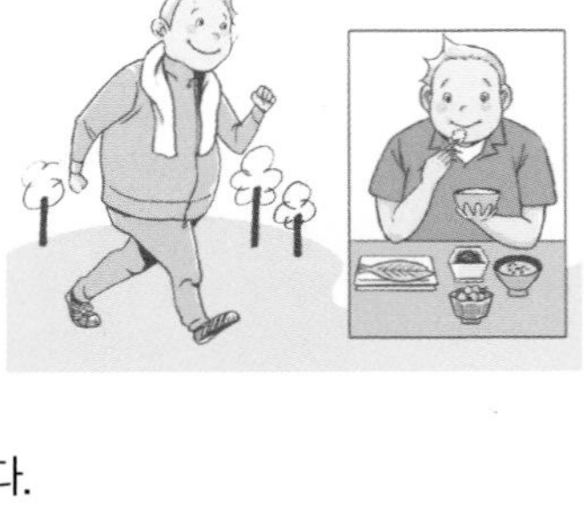

당뇨병 초기단계라면 식이요법이나 운동요법으로 건강한 사람과 같은 정도까지 혈당치를 조절할 수 있다. 또한 먹는 약으로 치료하는 일도 가능하다.

## Q 한 번의 식사량은 적게, 횟수는 많을수록 좋다?

## A X

**해설**

식후에는 혈당치가 올라가지만 췌장에서 인슐린이 분비되어서 혈당치가 내려간다. 식사량을 줄이는 것은 좋은 일이지만 쉴 새 없이 먹는 것은 좋지 않다. 쉴 새 없이 먹는다면 췌장도 쉴 틈이 없기 때문이다. 매일 식사 리듬을 정해두는 것이 중요하다.

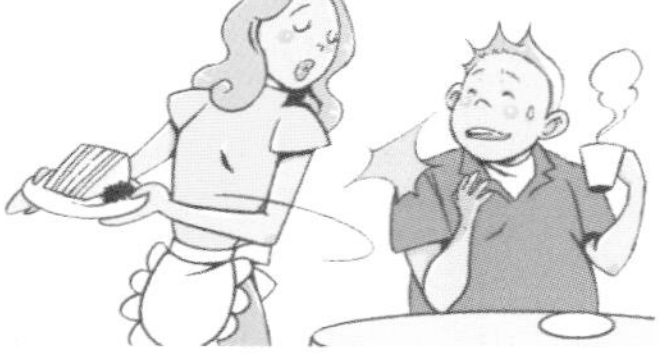

# 당뇨병의 진단

## 당뇨병의 확진

자동차는 가솔린이라는 연료를 태우면서 주행합니다. 마찬가지로 우리 인간은 주로 혈당 중에 있는 포도당, 즉 혈당을 연료로 여러 활동을 합니다. 혈당은 음식에서 얻는 탄수화물(당질)에서 만들어집니다. 그래서 식후에 혈당치는 상승하지만 연료로 이용되면 저하합니다.

통상 혈당치의 변동은 어느 일정한 범위 내에서 이루어집니다. 건강한 사람의 혈당치는 식사 직전에 약 80mg/dl 정도이며, 식후 1시간은 130mg/dl 이하, 식후 2시간은 120mg/dl 이하입니다. 이 범위 안에서 변동하는데, 이것을 넘어서 혈당치가 높은 상

## 당뇨병 진단의 흐름

**첫 번째 혈당검사**

다음 항목 중 어느 것 하나에 해당할 경우 '**당뇨병형**'이라고 판정

1. 아침 공복 시 혈당치가 126mg/dl 이상
2. 75gOGTT(경구 포도당 부하시험)의 2시간 수치가 200mg/dl 이상
3. 수시 혈당치가 200mg/dl 이상
4. 당화혈색소가 6.5% 이상(6.5 이상이면 바로 당뇨병으로 진단 가능)

※ 이른 아침 공복 시 혈당치가 100mg/dl 미만, 혹은 75gOGTT 2시간 수치가 120mg/dl일 경우는 '정상형'이라고 판정한다. '당뇨병형', '정상형' 어느 쪽에도 속하지 않는 경우는 '경계형'으로 판정하고 경과 관찰한다.

↓

'**당뇨병형**' 중에서 다음 항목에 해당하면 **당뇨병**이라고 진단한다.

- 목이 마르다, 물을 많이 마신다, 소변을 많이 본다, 체중이 감소한다 등의 증상이 보인다.
- 당화혈색소(HbA1c)가 6.5% 이상
- 당뇨병망막증이 보인다.
- 과거에 당뇨병형이 확인된 검사 데이터가 있다.

↓ 해당되지 않으면 두 번째 검사로!

**두 번째 혈당검사**

'당뇨병형'을 재확인

↓

**'당뇨병'으로 진단**

※ 두 번째 검사에서 '당뇨병형'이 확인되지 않았을 경우, '경계형'에 준해서 취급한다(경과 관찰).

태로 이어지는 것이 당뇨병입니다.

그런데 혈당치는 항상 변동합니다. 한 번 혈당치가 높다고 확인되어도 당뇨병이라고 확정할 수 없습니다. 당뇨병의 고전적 증상이나 합병증이 나타나는 등 명확하게 당뇨병이라고 확인되는 경우를 제외하고, 통상 병원에서는 두 번 검사를 합니다(두 번째 검사는 날을 달리해서 실시함). 첫 번째 그리고 두 번째 검사에서 혈당치가 높은 상태가 이어지는 것이 확인되면 당뇨병이라고 진단합니다.

## 당뇨병의 합병증

당뇨병에서 혈당치가 높은 상태가 오랫동안 이어지면 혈관이 상처를 입게 되고 혈류가 악화합니다. 그로 인해 여러 합병증이 일어납니다.

당뇨병의 합병증으로는 '당뇨병 망막증', '당뇨병 신증', '당뇨병 신경장애'가 유명합니다. 이것은 가는 혈관(가는 동맥이나 모세혈관 등)이 상처를 입었기 때문에 생깁니다.

그런데 상처를 입는 것은 가는 혈관만이 아닙니다. 굵은 동맥도 상처를 입습니다. 굵은 동맥이 상처를 입어서 생기는 합병증을 총칭해서 '대혈관장애'라고 합니다. 그 대표적인 경우가 상처를 입은 혈관벽에 콜레스테롤 등이 쌓여서 내강이 좁아지거나 약해지는 동맥경화입니다.

동맥경화가 진행되어 동맥이 막히면, 거기서부터 혈류가 끊어

**동맥경화가 진행되는 과정**

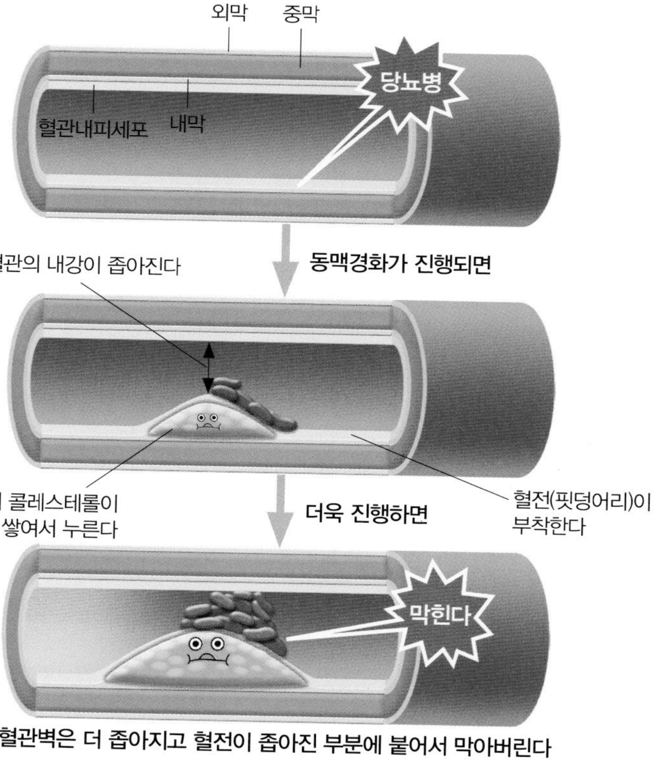


**혈관벽은 더 좁아지고 혈전이 좁아진 부분에 붙어서 막아버린다**

지고 혈액이 공급되지 않아 조직은 죽어버립니다. 그리고 뇌의 동맥에서 이런 일이 일어나면 뇌경색, 심장을 움직이는 근육에 혈액을 보내는 관상동맥에서 이런 일이 일어나면 심근경색입니다.

당뇨병 초기에는 자각증상이 없어서 심근경색이나 뇌경색이라는 말을 들어도 잘 이해되지 않을 것입니다. 그러나 당뇨병인 사람은 그렇지 않은 사람과 비교해서 뇌경색은 2~3배, 심근경색은 2~4배 더 발생한다고 합니다. 결코 겁을 주기 위한 것이 아닙니다.

물론 혈당치 조절이 잘 되면 이런 사태를 피할 수 있습니다. 자포자기할 필요는 없습니다. 그렇다고 당뇨병을 쉽게 볼 일은 아닙니다. 적당한 경계심을 가지고 끈기 있게 치료해야 합니다.

## 당뇨병 망막증

눈을 카메라에 비유한다면 망막은 필름에 해당합니다. 망막에는 항상 정확한 화상(畵像)을 받아들이기 위해서 산소와 영양소를 운반하는 아주 가는 혈관(모세혈관)이 그물망처럼 쳐 있습니다.

당뇨병을 방치해서 고혈당 상태가 오랫동안 이어지면 모세혈관이 상처를 입어서 작은 혹처럼 부풀어 오르는 모세혈관암이나 작은 출혈이 망막에 생깁니다. 또한 모세혈관의 일부가 경색을 일으키면 그 부분에는 혈액이 흐르지 않게 되고 흰 반점이 나타나게 됩니다. 이것을 '단순망막증'이라고 합니다.

단순망막증 단계에서는 시력저하 등 장애를 자각하는 일은 없습니다. 그러나 방치하면 모세혈관의 출혈이 심해지고, 이것을 보충하기 위한 새로운 혈관이 만들어집니다. 이 혈관이 제대로 기능하면 문제가 없으나, 아주 약해서 망가지기 쉽습니다. 만들어졌다가 망가지는 일이 반복됨으로써 단순망막증은 자꾸만 악화되어 증식망막증이 되고, 이것이 더 악화되면 실명할 가능성

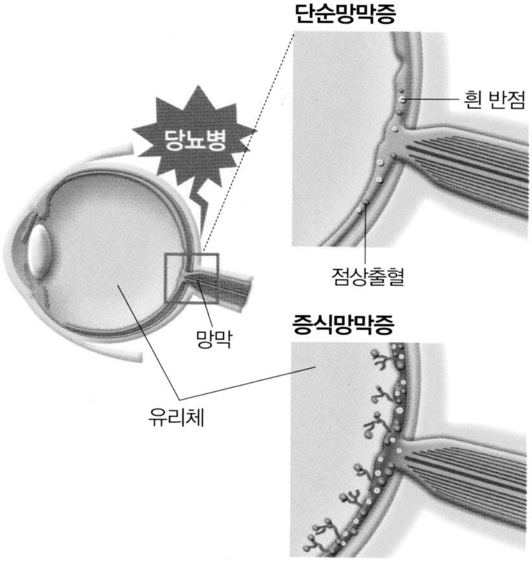


모세혈관에서 스며나온 혈액이 망막에 반점(흰 반점)을 만들기도 하고, 곳곳에 작은 출혈(점상출혈)을 일으킨다.

모세혈관의 기능을 보강하기 위해서 만들어진 신생혈관이 유리체 안에서 출혈을 일으킨다.

이 높아집니다.

## 당뇨병 신증

당뇨병으로 특별히 상처를 잘 받는 모세혈관 중에는 신장의 모세혈관이 있습니다. 신장은 혈관을 여과해서 체내에 불필요한 것이나 독소가 되는 혈액 중의 노폐물을 소변으로 체외에 배출하고, 필요하다고 판단되는 것을 혈액으로 되돌리는 중요한 역할을 합니다.

이런 기능을 담당하고 있는 부위를 '사구체(絲球體)'라고 하는데, 사구체는 모세혈관이 집중되어 있는 조직이라서 당뇨병으로

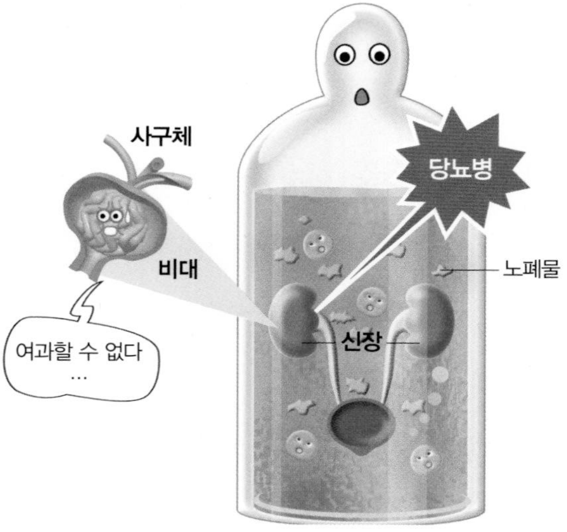

특히 상처를 잘 입습니다. 사구체의 모세혈관이 상처를 입으면 노폐물을 여과하는 기능이 저하되어, 신체에 독이 되는 것은 남고 반대로 신체에 필요한 단백질은 소변으로 버려집니다. 이 단계에서는 자각증상이 없습니다. 그러나 더 악화되면 신부전이 되고, 최악의 경우는 요독증이라는 생명과 관계되는 상태로 이어집니다. 신부전 말기가 되면 인공투석을 받아야 합니다. 시간적으로 정신적으로 상당한 부담이 됩니다.

## 당뇨병 신경장애

당뇨병 신경장애는 앞에서 말한 두 개의 합병증보다 빠른 단계에서 많은 당뇨병 환자에게 나타나는 합병증입니다. 고혈당 상태가 이어지면 모세혈관만이 아니라 말초신경에도 변성이 생기고 여러 신경장애가 나타납니다.

신경장애는 일반적으로 몸의 말단에서 시작됩니다. 손발이 차다는 느낌에서 저림, 통증을 느낍니다. 당뇨병 신경장애에서 특별히 조심해야 할 때는 손발이 차다거나 저리다는 느낌이 들지 않게 되었을 때입니다. 신경섬유의 손상이 심해지면 통증이나 저림을 느끼지 못하게 되기 때문에 오히려 증상이 없어집니다. 이를 병이 호전된 것으로 착각할 수도 있으니 주의해야 합니다.

피부의 작은 상처의 통증을 느끼지 못해서 방치하면, 최악의 경우 그것이 원인이 되어 발의 괴저가 일어날 수도 있으므로 주의하기 바랍니다.

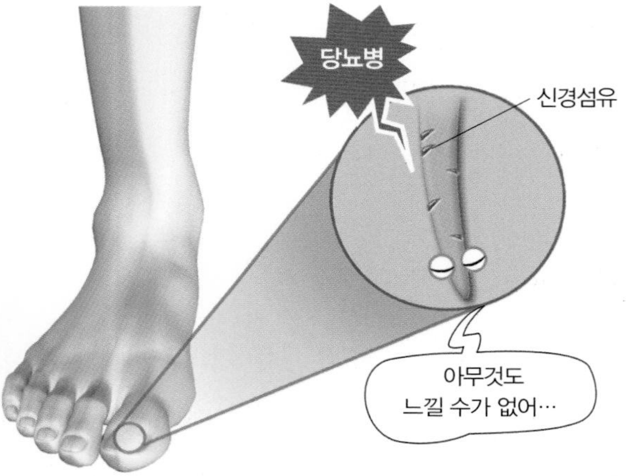

# 혈당치가 상승하는 이유

## 혈당치의 조절과 인슐린

고혈당 상태가 만성적으로 이어지면 전신의 혈관을 중심으로 한 조직에 변성, 또는 기능상실이 일어나 망막증이나 신증, 신경장애, 동맥경화 등 다양한 증상이 나타납니다. 그렇다고 혈당치가 낮기만 하면 되는가 하면, 그 또한 간단한 일은 아닙니다. 몸의 세포가 제대로 활동하기 위해서는 에너지원이 되는 혈당이 필요불가결하기 때문입니다.

혈당치가 낮아지면 나른해지고 두통, 집중력 저하, 의식장애 등 심각한 문제가 발생합니다. 이렇게 혈당치가 너무 높거나 낮으면 몸에 나쁜 영향을 미치기 때문에 사람의 몸은 인슐린이나 글루카곤 등의 호르몬이 작용해서 혈당을 일정하게 유지하게 하는 구조를 가지고 있습니다.

예를 들면 장시간 식사를 하지 못해서 혈당을 보충하지 못할 경우에는 간장에 보존된 당질을 포도당으로 바꾸어 혈당치를 높이는 글루카곤이라는 호르몬이 기능합니다. 반대로 식사를 해서 혈당치가 올라가면 혈당치를 떨어뜨리는 기능이 있는 인슐린이라는 호르몬이 분비됩니다. 그런데 당뇨병인 사람은 인슐린이 순조롭게 기능하지 않아서 고혈당 상태가 지속됩니다.

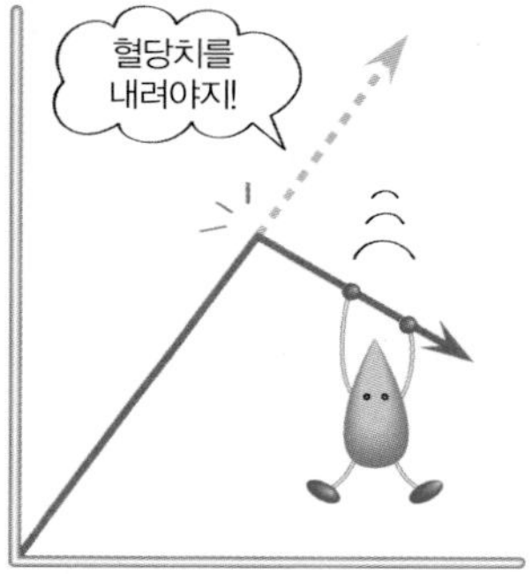


## 인슐린의 기능

혈당치를 떨어뜨리는 기능을 가지고 있는 인슐린이라는 호르몬은 췌장의 랑게르한스섬의 베타세포에서 분비됩니다.

인슐린은 식사를 해서 혈당치가 올라가면 그것에 맞추어서 많이 분비됩니다. 인슐린은 세포가 혈액을 에너지원으로 이용하는 것을 돕기도 하고, 혈당을 글리코겐이나 지방으로 바꾸어서 저장시킵니다. 이러한 인슐린의 역할을 통해 혈당이 내려가게 됩니다.

그런데 인슐린이 혈당치를 떨어뜨리는 작용을 하기 위해서는 인슐린과 결합해서 세포 내의 활동을 촉진하는 '인슐린 수용체'라는 물질이 필요합니다.

이를테면 인슐린과 인슐린 수용체는 열쇠와 열쇠구멍과 같은 관계에 있습니다. 인슐린 수용체는 몸속 대부분의 세포에 있는데 특히 간장이나 근육, 지방세포 등에 많이 존재합니다.

인슐린이 인슐린 수용체와 결합되어야 비로소 세포는 포도당

**랑게르한스섬**

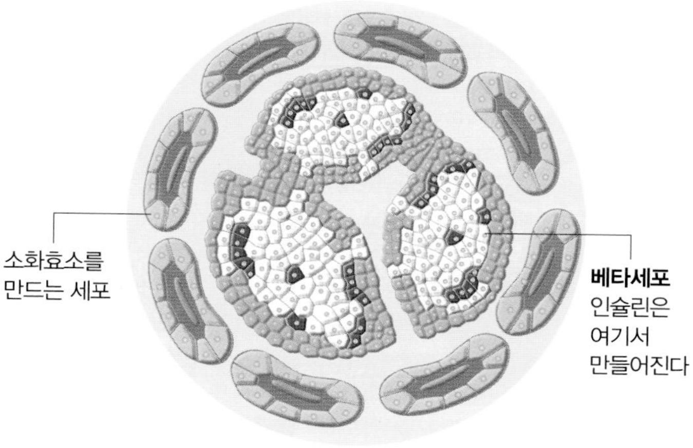

을 에너지로 이용할 수가 있고, 또한 글리코겐이라는 다른 모양으로 저장할 수도 있습니다.

## 인슐린 분비량 부족의 원인

당뇨병은 인슐린 분비량의 부족으로 일어나는 병입니다. 인슐린 분비량의 부족에는 '상대적 부족'과 '절대적 부족' 두 가지가 있습니다.

상대적 부족은 인슐린이 충분히 분비되어서 혈액 중에 있음에도 불구하고 인슐린 수용체가 정상으로 기능하지 않기 때문에 인슐린 효과가 불충분(인슐린 저항성)한 경우입니다.

한편 절대적 부족이란 혈액 중의 인슐린의 양이 절대적으로 부족한 상태를 말합니다. 절대적 부족이란 췌장의 랑게르한스섬의 베타세포가 파괴되는 것으로 일어나는 경우가 많은데, 이 경우의 당뇨병을 '1형 당뇨병'이라고 합니다.

당뇨병 환자 중 약 90%는 인슐린의 상대적 부족, 즉 인슐린 저항성을 초래하는 '2형 당뇨병'입니다. 인슐린 저항성이 있으면 췌장의 랑게르한스섬의 베타세포는 인슐린을 과잉생산하게 됩니다(고인슐린혈증).

따라서 초기단계에서는 간신히 혈당치를 유지할 수 있습니다. 그러나 인슐린 과잉성이 이어지면 베타세포에 큰 부담을 주어서 몇 년 사이에 베타세포의 인슐린 산출기능이 저하되고 인슐린의 혈중 농도도 저하되어 결과적으로는 '절대적 부족'에 이르게 됩니다.

# 환자의 90% 이상을 차지하는 2형 당뇨병

## 2형 당뇨병의 발병 원인

2형 당뇨병을 불러일으키는 원인으로는 앞에서 논한 유전적 요소와 환경적 요소가 있습니다.

유전적 요소란 양친이나 조부모 중 당뇨병 환자가 있을 경우, 그렇지 않은 경우와 비교해서 당뇨병이 될 위험이 높다는 것을 말합니다.

당뇨병이 어떤 구조로 유전하는가에 대한 상세한 내용은 아직 명확하지 않습니다만, 실제 양친 모두 당뇨병일 경우 자식이 당뇨병이 될 확률은 상당히 높습니다. 따라서 만일 당뇨병 환자끼리 결혼을 한다면 주치의나 가족 등 주변 사람들과 잘 상의해서 그 2세는 당뇨병이 되지 않도록 주의해야 합니다.

그러나 양친이 당뇨병이라도 2세는 당뇨병이 아닌 경우 또한 많습니다. 따라서 당뇨병을 불러일으키는 요소는 유전자만이 아니라는 것을 알 수 있습니다. 함께 생활하는 가족은 비슷한 생활습관(특히 식생활)을 가지는 경우가 많아서 이것도 다소 관계가 있는 것 같습니다.

**당뇨병 발생은 생활습관의 영향이 크다**

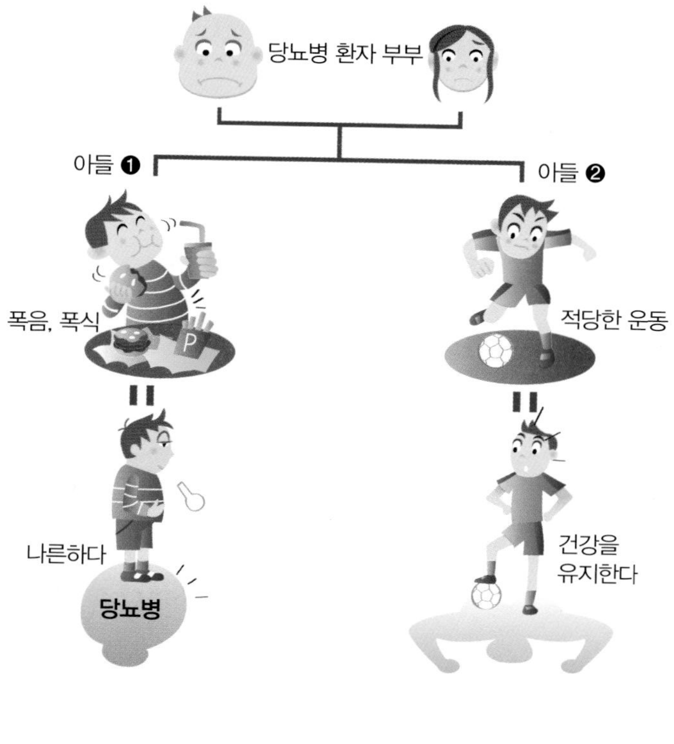

게다가 당뇨병을 일으키는 요소(즉 인슐린의 기능을 나쁘게 하는 요소)로는 과식이나 비만 등을 꼽을 수 있습니다.

과식이 당뇨병을 일으키는 이유는 과식으로 대량의 당질을 섭취하면 혈액 중에 대량의 포도당이 들어가기 때문입니다. 이런 상태가 되면 인슐린이 아무리 기능을 해도 그 처리를 다하지 못해서 인슐린을 산출하는 췌장의 베타세포는 지치고 쇠약해져 혈당치의 조절이 순조롭게 이루어지지 않게 됩니다.

비만이 당뇨병을 일으키는 이유는, 이를테면 비만상태가 이어지면 세포가 그 이상의 영양소는 필요 없다고 판단해서 포도당을 받아들이지 않기 때문입니다. 이로 인해 혈액 중의 포도당은 갈 곳을 잃게 되고 혈액 중의 포도당 농도가 상승하게 됩니다.

이렇게 유전적 요소에 바람직하지 않은 식생활 등의 환경이 겹쳐지면 당뇨병 발생의 가능성이 높아집니다. 유전적으로 당뇨병에 잘 걸리는 체질이라고 생각되는 사람은 '나는 생활습관이 흐트러지면 당뇨병이 될 수도 있다'는 자각을 가지고 생활을 할 필요가 있습니다.

2장

# 당뇨병의 최신 치료

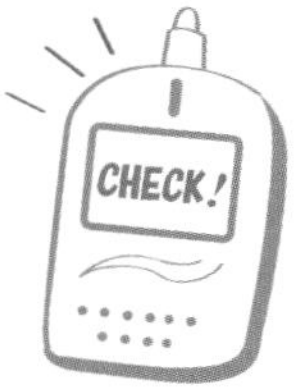


당뇨병이 발생하면 자신의 상태를 제대로 이해하는 것이 필요합니다. 그것만이 아니라 적절한 치료가 무엇인지 판단할 수 있는 치료법에 대한 이해를 가져야 합니다. 여기서는 당뇨병의 최신 치료에 대해서 소개하고자 합니다.

# 당뇨병의 치료

## 기본은 식이요법과 운동요법

당뇨병의 치료는 크게 혈당을 조절하기 위한 치료와 합병증에 대한 치료 2가지로 나뉩니다. 여기서는 자신의 노력으로 어느 정도 병상을 개선할 수 있는 '혈당을 조절하기 위한 치료'에 대해서 살펴보고자 합니다.

혈당을 조절하는 치료로는 식이요법, 운동요법, 약물요법이 있습니다. 그리고 약물요법에는 경구약요법과 인슐린요법이 있습니다.

약물요법이 필요한 사람이라도 기본적으로 2형 당뇨병의 경우 식이요법과 운동요법을 바르게 받아들이고 몸의 기능을 개선하

## 혈당을 조절하는 치료

• 식이요법

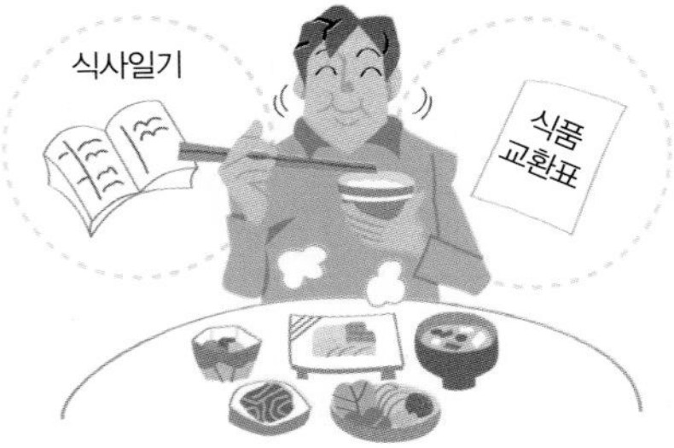


• 운동요법

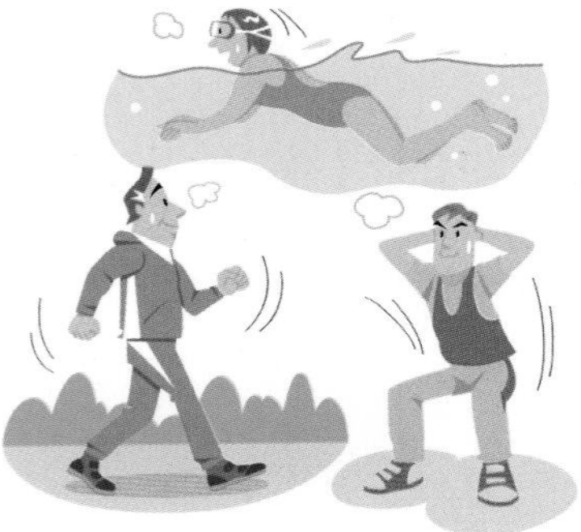

• 약물요법

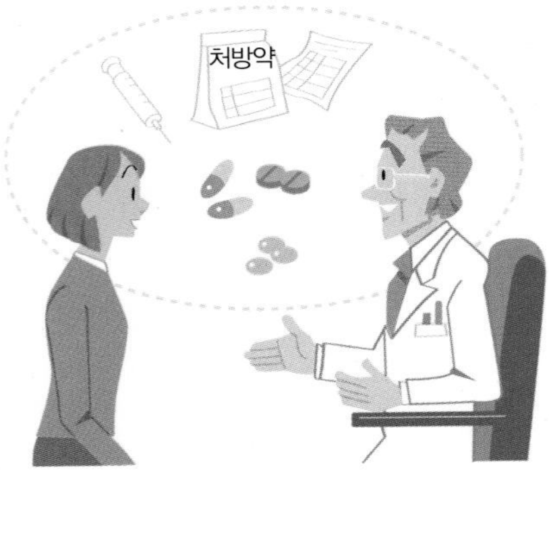

면 혈당 조절을 보다 잘할 수 있는 상태가 됩니다.

## 경과 관찰하기

당뇨병 치료는 혈당 조절이 제대로 되고 있는지, 합병증은 생기지 않았는지 등 자신의 병상을 자세하게 파악하는 일이 중요합니다. 이를 위해서는 각종 정기검사를 하는 일이 필요불가결합니다. 그중에서도 특히 당화혈색소 검사('헤모글로빈 A1c 검사' 또는 'HbA1c 검사'라고도 함)라는 중요한 검사가 있습니다.

이 검사는 적혈구 내 단백질의 일종인 헤모글로빈이 어느 정도의 비율로 글리코헤모글로빈으로 바뀌었는가를 검사하는 것입니다. 본래 헤모글로빈은 산소와 결합해서 전신세포에 산소를 보내는 역할을 하는데, 혈당치가 높으면 혈액 중의 포도당과 헤모글로빈이 결합해서 글리코헤모글로빈으로 바뀝니다.

글리코헤모글로빈은 한번 만들어지면 그 적혈구가 죽을 때까지 소멸하지 않기 때문에 그 양은 대개 과거 2~3개월의 혈당 조절을 반영합니다. 정기적으로 검사하는 것으로 '혈당 조절이 어느 정도 되고 있는가' 스스로 파악할 수 있습니다. 이런 검사치는 전용 노트에 기록하는 등 언제라도 확인할 수 있도록 합니다.

이와 동시에 당뇨병의 3대 합병증 대책으로 안저검사, 요중 알부민 측정, 건반사(腱反射) 테스트 등도 할 필요가 있습니다. 증상이 없어서 모르는 사이에 병상이 진행되는 것이야말로 당뇨병의 무서운 적입니다. 따라서 정기적인 병원 진찰과 각종 검사를 반드시 해야 합니다.

### 당화혈색소(HbA1c) 7% 이하를 목표로 하자

당화혈색소(HbA1c)는 당뇨병 치료의 중요한 정보원이다. 정기적으로 이 검사를 받으며 혈당 조절을 하는 것이 좋다. 목표는 당화혈색소(HbA1c) 7% 미만(가능하다면 6.5% 미만)으로 한다.

**당화혈색소(HbA1c)는 2~3개월, 프룩토사민, 글리코알부민은 2~4주간, 1.5AG는 수일간의 컨트롤 결과가 나타난다. 또한 혈당치는 검사시점에서의 혈당수준을 나타낸다.**

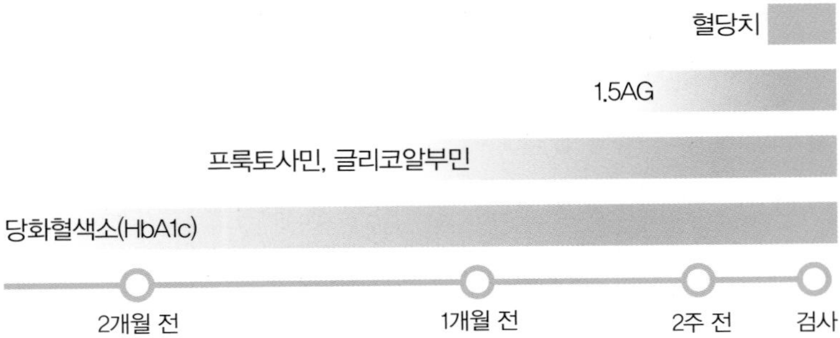

### 당화혈색소(HbA1c) 이외의 혈당조절 검사

혈당치가 잘 조절되고 있는가를 조사하기 위해서 다음과 같은 검사를 한다.

**프룩토사민 검사(fructosamine test)**

**기준치 : 210~290μmol/L**
혈액 중의 단백질에 포도당이 결합한 물질인 프룩토사민의 양을 검사하는 것으로 혈당치의 변화를 조사한다. 당화혈색소(HbA1c)로는 파악할 수 없는 단기간의 혈당 변화를 파악할 수 있어서 약의 효과 정도를 파악하는 데 유효하다.

**글리코알부민 검사(glycoalbumin test)**

**기준치 : 11~16%**
혈중 단백질의 주요 성분인 알부민이 어느 정도 포도당과 결합하고 있는가를 조사하는 것으로 혈당치의 변화를 조사한다. 당화혈색소(HbA1c)로는 파악할 수 없는 단기간의 혈당 변화를 파악할 수 있어서 약의 효과 정도를 파악하는 데 유효하다.

**1.5AG 검사(1.5anhydroglucitol test)**

**기준치 : 14.0μg/mL 이상**
혈중 포도당과 비슷한 성분인 1.5 안하이드로글루시톨의 혈중 농도를 조사한다. 혈당치가 상승하면 1.5 안하이드로글루시톨의 농도는 저하한다. 과거 수일간의 혈당 변화를 파악하는 데 우수하다. 단기간의 조절 악화도 놓치지 않는다.

## 집에서 간단히! 자가 검사법

앞에서 혈당 조절상태를 알기 위해서 가장 중요한 당화혈색소(HbA1c) 검사에 대해서 설명했습니다. 여기서는 집에서도 간단하게 할 수 있는 '당뇨검사'와 '혈당검사'를 소개합니다.

당뇨검사는 시판 검사지를 이용하면 누구나 쉽게 측정할 수 있기 때문에 가장 편한 검사입니다. 그러나 통상 요당이 170mg/dl 이상이 아니면 검출되지 않는 경우가 많으므로 요당이 나오지 않았다고 당뇨병이 호전되었다거나 혈당 조절이 잘 되었다고 판단할 수 없습니다. 이 점을 충분히 주의해야 합니다.

한편 혈당검사는 검사를 한 시점에서의 순간적 수치를 알 수 있습니다. 당화혈색소(HbA1c) 검사는 일정기간의 혈당 조절상태를 알 수 있는데, 혈당검사에서는 식사나 운동, 스트레스 등에 따라 수시로 달라지는 그 순간의 혈당치를 일목요연하게 알 수 있습니다.

스스로 자신의 혈당을 측정하게 되면 하나하나의 행위, 즉 식사와 운동, 스트레스 등이 혈당에 미치는 영향, 병의 상태와 혈당치의 관계에 대해서도 이해할 수 있습니다. 이러한 자가 혈당검사로 아주 쉽게 치료의 효과를 알아볼 수 있습니다.

보다 정밀한 검사를 하고 싶을 때는 가정용 간이혈당측정기를 이용하면 됩니다. 이것이 있으면 집에서도 가볍게 검사를 할 수 있습니다. 전용 침으로 손가락을 찌르고 소량의 혈액으로 검사하는 것이 대부분인데, 의사가 '환자 스스로 혈당치를 측정할 필요가 있다'고 판단하면 기종 선택·구입 및 사용방법 등에 대해서 조언해줍니다.

최근에는 혈액을 채취하지 않고 진단기구에 손가락을 올리는 것만으로 혈당치를 측정할 수 있는 최신기기도 등장했습니다. 혈당수치의 변화를 잘 체크하면 인슐린 주사를 놓을 때 그 분량

### 스스로 해보는 당뇨검사

아침식사 전 검사할 때, 먼저 검사 20~30분 전에 배뇨해서 방광을 비워두어야 한다. 검사는 새로 배뇨한 것으로 한다.

1. 약국에서 시판되고 있는 당뇨병 진단 전용 시험지와 시계를 준비한다.

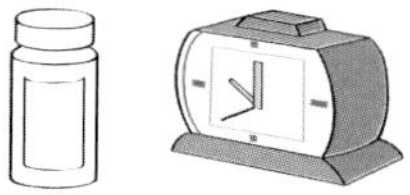

2. 깨끗한 용기에 소변을 채취하고 시험지를 담갔다가 바로 꺼낸다.

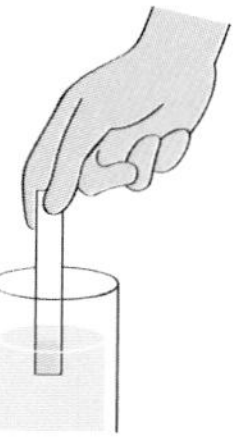

3. 시험지에 묻은 여분의 소변은 용기의 가장자리를 이용해서 제거한다.

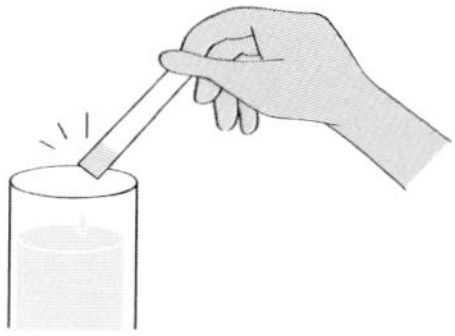

4. 시험지에 지정된 시간을 정확하게 재고, 나타난 색과 색조표를 비교해서 가장 가까운 색의 수치를 결과로 본다.

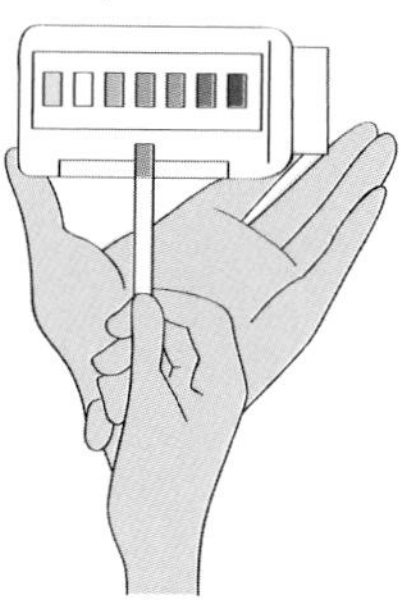

을 스스로 정할 수 있고, 위험한 저혈당 상태를 미연에 막을 수 있습니다.

# 약물 요법

## 약물요법이 필요한 경우

1형 당뇨병의 치료에는 인슐린 주사가 필요합니다. 그러나 2형 당뇨병의 경우는 식이요법과 운동요법으로 혈당 조절을 충분히 할 수 없을 때 약물요법을 합니다. 최근에는 합병증을 일으킬 위험성을 최소한 줄이기 위해서 적극적으로 약물요법을 하는 것이 좋다는 의견도 있습니다.

2형 당뇨병의 약물요법으로 이용되는 약은 내복약과 인슐린 주사 2가지로 나눌 수 있습니다.

식이요법과 운동요법을 제대로 실행해도 생각대로 혈당치가 떨어지지 않을 경우에는 먼저 내복약인 경구혈당강하약을 처방

합니다.

한편 인슐린 주사는 혈당 조절을 보다 엄중하게 할 수 있습니다. 따라서 경구혈당강하약을 처방해도 제대로 효과를 얻지 못하는 사람, 간장장애나 신장장애를 일으키는 사람, 다른 병이나 상처로 수술을 해야 하는 사람, 심한 감염증을 일으키고 있는 사람, 임신 중일 때 이용합니다.

1형 당뇨병의 경우는 평생 인슐린 주사를 맞아야 하지만, 2형 당뇨병은 혈당 조절 상황에 따라 인슐린 주사에서 먹는 약으로 바꿀 수가 있고 약물치료 자체를 하지 않아도 좋아지는 경우가 있습니다. 따라서 의사의 지시에 따라 치료계획을 세우는 일이 중요합니다.

## 혈당을 조절해주는 약

혈당 조절을 위해서 이용하는 경구혈당강하약에는 다음과 같이 5가지가 있습니다.

첫째는 췌장 베타세포를 자극해서 인슐린이 분비되도록 하는 '설포닐(sulfonylurea) 요소제'입니다.

둘째는 간장에서 혈액으로 보내는 포도당의 양을 억제하는 것으로 혈당치의 상승을 억제하는 약인 '비구아니드'입니다.

셋째는 전분, 설탕 등 당질의 흡수를 소장 상부에서 억제해 식후 혈당치 상승을 느리게 하는 '알파-글루코시다아제 억제제'입니다.

넷째는 인슐린 저항성을 개선하는 '치아졸리딘디온(TZD) 유도체'입니다.

다섯째는 인슐린 분비의 타이밍을 빠르게 하는 '나테글리나이드'와 '미티글리나이드'가 있습니다.

**혈당을 조절해주는 약의 종류**

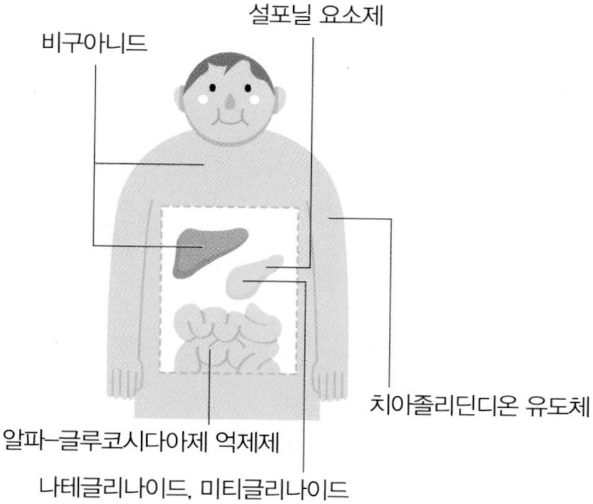

여섯째는 혈당을 낮춰주는 물질인 GLP-1의 작용시간을 연장해주는 'DPP-4 억제제(DPP-4 inhibitor)가 있습니다.

일곱째는 콩팥의 세뇨관에서 당질의 재흡수를 막아 혈당을 낮추는 'SGLT-2 억제제(SGLT-2 inhibitor)가 있습니다.

이러한 약은 의사의 진단으로 처방되는데, 다른 약과 마찬가지로 많이 먹는다고 더 좋은 효과가 나타나는 것은 아닙니다. 매일 정해진 시간에 정해진 양을 복용하는 것으로, 비로소 혈당치가 건강한 사람을 따라갈 수 있습니다. 사람에 따라서 하나의 약만으로 치료할 수도 있고, 복수의 약으로 치료하는 일도 있습니다.

'GLP-1 유사체(GLP-1 agonist)'라는 약제도 있습니다. 인슐린의 분비를 증가시키는 체내 호르몬인 GLP-1(glucagon-like peptide 1)과 유사한 작용을 하여 혈당을 개선시키는 원리입니다. 먹는 약으로는 없고 주사제제로만 나옵니다. 이 약이 나온 뒤로는 '주사 = 인슐린'이라는 말은 틀린 말이 되었습니다. '경구혈당강하약'도 아니고 '인슐린요법'도 아니어서 새로운 항목으로 추가해야겠습니다. 최근 많이 주목받고 있고 장래성이 큰 약제입니다.

## 인슐린요법

인슐린요법이란 체내에 부족한 인슐린을 주사로 보충하는 요법을 말합니다. 현재 이용되고 있는 인슐린제제로는 다음과 같이 5종류가 있습니다.

- 초속효형
- 속효형
- 중간형
- 혼합형
- 특효형

이것은 인슐린을 주사하고 효과가 나타나기까지의 시간과 효과 지속성에 따라 분류한 것입니다.

인슐린주사는 최근 실린지형(보통 주사기 모양) 대신 펜형의 주사기가 주류를 이루고 있어서 환자의 삶의 질이 크게 바뀌었습니다. 인슐린제제가 진보하고 양호한 혈당 조절을 할 수 있다면 20년, 30년이 지나도 합병증은 발생하지 않을 것으로 생각됩니다.

| 인슐린제제(주사약)의 종류 | |
|---|---|
| 초속효형 | 노보라피드, 휴마로그 |
| 속효형 | 노보린R, 펜필R, 휴마카트R, 이노레트R |
| 중간형 | 노보린N, 펜필N, 휴마카트N, 이노레트N |
| 혼합형 | 노보린30, 펜필10~50R, 휴마카트3/7, 노보라피드30MIX, 휴마로그믹스25, 휴마로그믹스50 |
| 특효형 | 란타스, 레베미르 |

인슐린은 단백질의 한 종류이기 때문에 내복약으로 복용하면 위와 장에서 소화되어 약 효능이 제대로 기능하지 않습니다. 그래서 혈액 중에 직접 삽입하는 피하주사를 합니다. 최근에는 흡입약이나 점비약, 점안약 등 주사 이외의 방법도 연구되고 있고 일부에서는 실용화되고 있습니다. 그러나 아직 일반적으로 사용되지 않고 있습니다.

## 인슐린 주사법과 유의사항

인슐린 주사법은 당뇨병 환자 10명 중 1명이 할 정도로 일반적인 요법입니다. 중병이라서 인슐린주사를 맞는 것이 아니므로

### 인슐린 주사 부위와 흡수속도

통상 인슐린 주사는 피하조직에 놓는다. 주사를 놓는 부위의 피부를 두 손가락으로 짚고 수직으로 바늘을 찌르면 피하에 주사할 수 있다.
주사에 적합한 부위는 a 복부, b 팔, c 엉덩이, d 허벅지 등이다. 흡수속도는 a가 가장 빠르고 b, c, d로 이어진다.
주사는 흡수가 빠르고 안정된 복부에 놓는 것이 가장 적당하지만, 매번 같은 장소에 주사를 놓으면 그 부분이 딱딱해질 수 있으므로 1인치 정도 빗겨난 곳에 주사를 놓도록 한다.

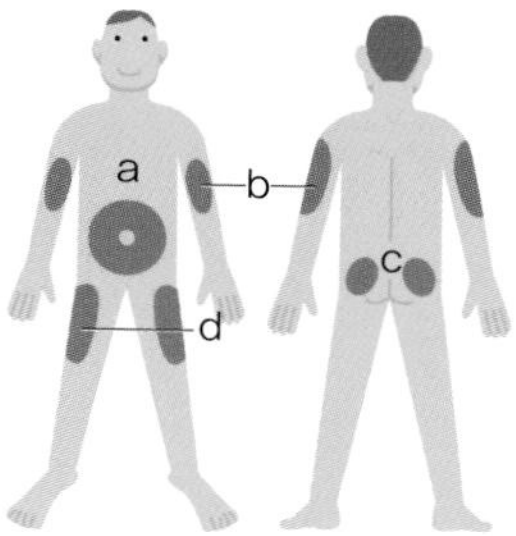


불필요한 불안감을 가질 필요는 없습니다.

인슐린주사는 매일 빠지지 않고 맞을 필요가 있고, 하루에 한 번만이 아니라 건강한 사람의 체내에서 일어나고 있는 혈당치 변화와 같게 하기 위해서 하루에 2~4번 나누어서 맞는 경우도 증가하고 있습니다.

최근에는 주사기 개량으로 통증 없이 단시간에 할 수 있게 되었습니다. 많은 환자들은 실린지형의 보통 주사기가 아니라 만년필 사이즈의 펜형 주사기를 사용하고 있어서 가정에서는 물론 외출해서도 가볍게 주사를 맞을 수 있게 되었습니다.

펜형 주사기에는 인슐린 제제가 든 카트리지가 이용되기 때문에 매번 인슐린제제를 주사기에 담아야 할 필요도 없습니다. 처음에는 전문가에게 사용법을 지도받아야 합니다.

# 당뇨병 치료 중에 주의할 점

## 발에 각별히 신경 쓰자

당뇨병 합병증의 하나로 당뇨병 신경장애가 있습니다. 처음에는 몸의 말단이 차고 저리고 아픕니다만, 신경섬유의 손상이 진행되면 통증이나 저림을 느끼지 못하게 되는 특징이 있습니다. 이런 상태가 되면 구두에 쓸린 상처와 피부의 상처 등 가벼운 상처로는 통증을 느끼지 않게 되므로 모르는 사이에 방치하게 됩니다. 이것은 발의 괴저를 일으키는 위험한 요인이 됩니다.

실제 당뇨병 환자 중에는, 작은 상처가 원인이 되어 다리를 절단하는 경우가 연간 3,000명 이상이라고 하니 각별한 주의가 필요합니다. 병원에서는 당뇨병 입원 환자의 발에 작은 상처만 있어도 과민하다고 생각될 정도로 철저하게 치료를 합니다. 입원하지 않은 사람이라도 감염증을 예방하기 위해서는 항상 발을 포함한 몸 전체를 청결하게 하고 상처가 있는지 체크하는 습관을 가져야 합니다.

당뇨병과 관련된 발병에는 구두에 쓸린 상처에 따른 괴저 외에도 발과 발가락의 변형, 발톱의 색이 탁해지거나 두꺼워지는 조진균증(爪眞菌症), 발톱이 말려들어가는 병, 발톱 주변의 염증, 굳은살, 피부의 궤양, 화상 등이 있습니다.

이런 병이 당뇨병 환자에게 잘 일어나는 것은 앞에서도 설명한 바와 같이 신경장애 때문입니다. 그 외에도 동맥경화나 혈당치

**발 체크 포인트**

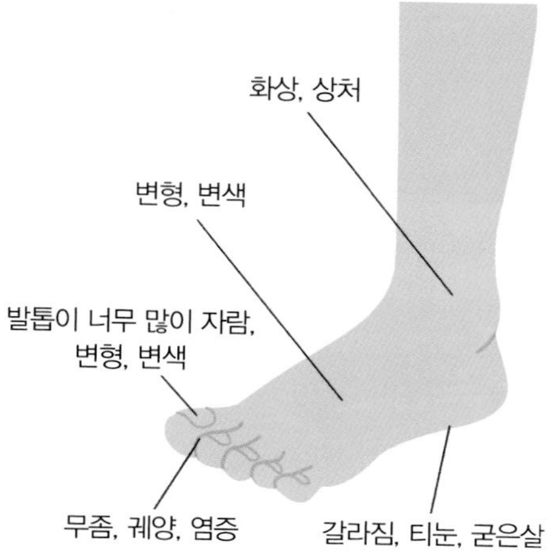

가 높으면 백혈구의 면역능력이 떨어져서 세균에 대한 저항력이 약해지는 것을 원인으로 꼽을 수 있습니다.

신경장애가 일어나면 발의 근육과 뼈의 긴장 균형이 무너져서 발과 발가락에 많은 부담이 생기고 변형되는 일이 있습니다. 발가락이나 발뒤꿈치에 압력이 걸리면 궤양이나 괴저가 생길 가능성이 높습니다.

또한 동맥경화가 진행되면 발끝까지 혈액이 충분하게 흐르지 않아서 상처가 잘 치유되지 않고 혈류장애성 발 괴저가 일어나는 일도 있습니다. 발톱에 백선균(白癬菌, Trichophyton)이 들어가면 발톱은 하얗게 변하고 두꺼워집니다. 이것을 방치하면 발톱 뿌리부분에 괴저가 일어나 혈종이 만들어지는 일도 있습니다.

발이 차다고 느끼는 사람이 발을 데우기 위해서 전열기기를 장시간 이용하는데, 저온화상을 일으킬 수도 있어서 위험합니다. 신경장애가 있는 사람의 발은 욕탕의 물 온도를 알지 못해서 화상을 입을 정도로 둔합니다.

그러나 아무리 감각이 둔해지거나 혈류가 나빠졌다고 해도 항상 발 관리를 잘 하면 궤양이나 괴저 등 심한 증상이 되는 일은 없습니다. 당뇨병이 있는 경우 각별히 발 상태를 잘 체크하도록 하십시오.

## 다른 병 발생 시 대처법

당뇨병 환자가 당뇨병 이외의 뭔가 다른 병에 걸렸을 때 어떻게 대처해야 할까요? 여기에는 감기와 복통, 설사 등 바로 치유되는 병도 포함됩니다.

우리의 몸은 병에 걸리면 혈당이 올라가도록 만들어져 있습니다. 당뇨병 환자의 경우 몸에 다른 병이 생기면 혈당이 더 올라 혈당치 조절이 악화되므로 더욱 신경을 써야 합니다. 그리고 몸이 탈수증상을 일으켜서 현저한 고혈당이 되기도 하고, 케톤산혈증에 빠질 수도 있으니 주의해야 합니다.

세포가 포도당에서 에너지를 얻을 수 없을 때 몸은 근육이나 간장에 축적된 글리코겐을 분해해서 에너지를 얻습니다. 축적된 글리코겐을 다 썼을 때는 근육이나 지방을 분해해서 이용합니다.

지방을 분해해서 에너지를 이용하면 강한 산성의 케톤이라는 물질이 만들어지고, 케톤의 농도가 일정 이상을 넘으면 혈액은 산성이 됩니다. 게다가 그 정도를 능가하면 구토, 통증이 발생합니다. 이 시점에서 인슐린을 보충하는 등 적절한 처치를 하지 않으면 뇌의 기능이 저하되어 의식이 몽롱해지고 이윽고 케토산혈증에 빠지게 됩니다.

당뇨병 환자는 다른 병이 발생하면 무엇보다도 '탈수'와 '음식물 섭취 부족' 이 2가지를 주의해야 합니다. 그 대처법은 다음과 같습니다.

구체적으로는 1회 100mL 이상의 수분을 1~2시간마다 보충하고, 하루 1~1.5L 이상의 수분을 섭취하도록 합니다. 식사를 할 때는 물과 차 등 당분을 함유하지 않은 음료가 좋지만, 잘 먹지 못할 때는 된장국이나 수프, 스포츠음료 등으로 당질이나 전해질을 보충하도록 합니다.

**다른 병이 발생한 경우 기본적인 대처요령**

• 따뜻하게 하고 안정을 취한다.

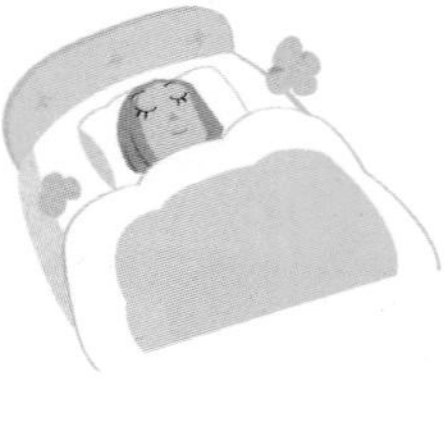

• 빠른 시일 내에 진찰을 받는다.

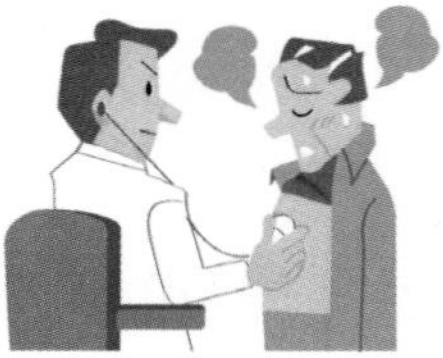

• 병의 상태를 체크한다.

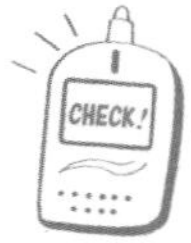


• 식사, 수분, 전해질 섭취에 신경쓴다.

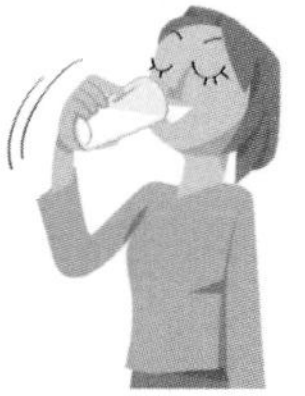

식욕이 없을 때는 평상시 먹는 것 중에서 맛이 있고 소화가 잘 되는 것을 먹습니다. 예를 들면 죽이나 주스 등을 먹고 당질과 수분 섭취를 우선합니다.

체내에서의 지방 분해를 촉진하지 않기 위해서 하루의 섭취 에너지량은 800kcal 이상이 되어야 합니다. 몸의 안정과 보온에 신경 쓰고 운동은 하지 않습니다. 인슐린 치료 중인 사람은 식사를 하지 못한다고 제멋대로 인슐린주사를 중단하는 일이 없도록 합니다. 주치의와 잘 상담하기 바랍니다.

## 저혈당을 조심하자

식이요법과 운동요법을 해도 혈당치가 잘 조절되지 않는 환자는 경구혈당강하약이나 인슐린제제가 꼭 필요합니다. 그러나 몸이 필요로 하는 인슐린의 양은 항상 일정하지 않고, 각종 상황에 따라 미묘하게 변화합니다. 이런 변화에 경구혈당강하약이나 인슐린제제는 완벽하게 대응할 수 없기 때문에 때로는 필요 이상으로 혈당치가 떨어지는 경우도 있습니다. 이것을 '저혈당'이라고 합니다.

만일 자신이 저혈당 상태라고 생각되면 포도당 5~10g, 또는 포도당을 함유한 청량음료 150~200mL를 섭취합니다. 의식이 몽롱해져서 환자 스스로 이런 대응을 하지 못할 때는 주변 사람에게 구급차를 요청하고 의료기관으로 갑니다.

저혈당이 되는 경우는 식사가 늦어졌을 때, 식사량이나 당질의 섭취량이 적을 때, 평상시보다 강도가 센 신체활동을 했을 때 등입니다. 그러나 사람에 따라서는 원인과 사정이 다를 수 있으므로 저혈당 증상이 발생했을 때는 무엇이 원인이었는지 주치의와 같이 이야기를 나누고 재발을 방지해야 합니다.

또한 경구혈당강하약이나 인슐린제제를 이용하고 있는 사람은 만일을 대비해서 항상 포도당이나 그것을 대신할 수 있는 것을 휴대하도록 합니다.

## 여행할 때 주의할 점

당뇨병이 있다고 해도 건강한 사람과 마찬가지로 여행을 하고 싶을 때가 있고, 출장을 가야 하는 사람도 있을 것입니다. 기본적으로 여행을 갈 때는 먼저 주치의에게 여행 계획이나 행사 내용

## 저혈당일 때 나타나는 증상

• 혈당치가 정상범위를 넘어 급속하게 떨어졌을 때
땀이 난다, 불안하다, 심장이 두근거린다, 손발이 떨린다, 맥박이 빨라진다, 안색이 창백해진다 등

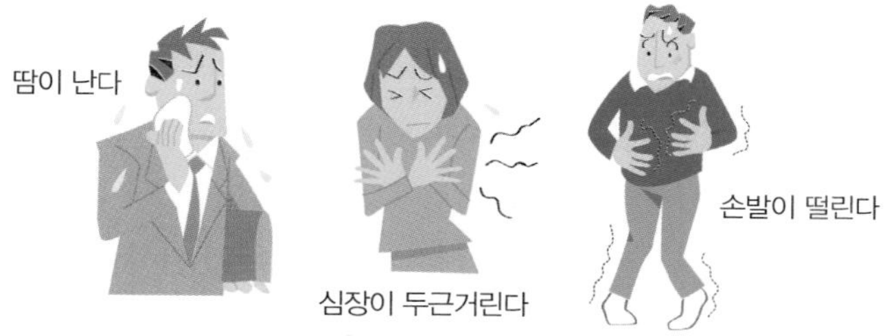


• 혈당치가 50~70mg/dl일 때
두통, 눈이 침침하다, 공복감, 졸림(하품) 등

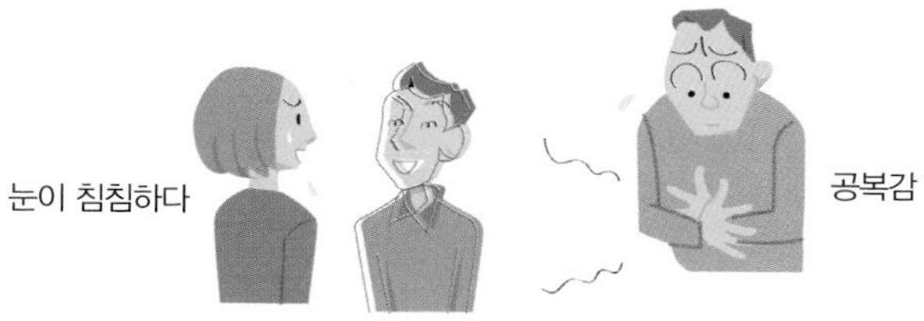


• 혈당치가 50mg/dl 이하가 될 때
의식이 몽롱해진다, 경련, 혼수상태 등

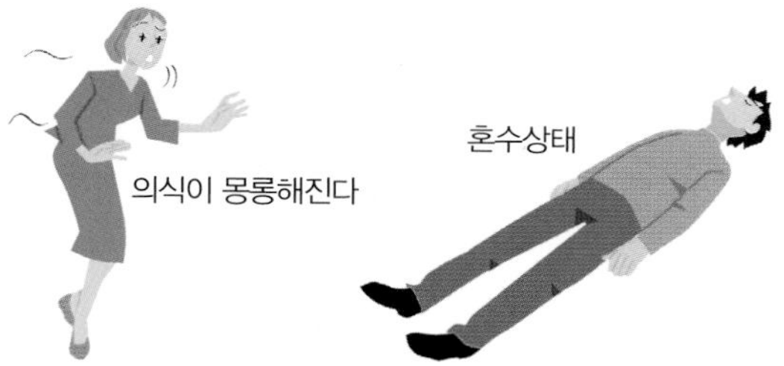

을 전하고 지시를 받는 것이 좋습니다.

인슐린주사를 맞아야 하는 사람의 경우에는 인슐린제제를 여분으로 휴대하고, 만약 짐을 분실했을 때를 대비해서 몇 군데로 나누어서 가지고 가도록 합니다. 비행기로 이동할 때는 화물칸에 맡기는 짐 속에 인슐린제제를 넣으면 저온으로 동결할 가능성이 있으므로 반드시 기내에 가지고 들어갑니다.

또한 저혈당을 일으켰을 때를 대비해서 바로 먹을 수 있는 포도당이나 포도당이 든 주스 등을 준비합니다. 건강보험증과 당뇨병 환자카드도 휴대하도록 합니다. 해외로 나갈 때는 영어와 현지어로 기록한 당뇨병 환자카드를 휴대합니다.

여행지에서는 맛있는 것이나 진귀한 것을 먹는 일이 있습니다. 일상생활에서의 해방감으로 긴장이 풀리기도 하는데 마구 먹거나 마시는 일이 없도록 주의합니다. 이와 반대로 외출이 많은 여행지에서는 식사 간격이 너무 벌어지는 위험성도 있습니다. 따라서 항상 뭔가 먹을거리를 휴대할 필요가 있습니다. 호텔이나 항공회사 직원에게 사전에 당뇨병 환자라는 사실을 말하면 특별식을 준비해줄 수도 있으니 잘 이용하도록 합니다.

**당뇨병 환자카드**

만일을 대비해서 다음과 같이 카드를 만들어 항상 가지고 다니도록 한다.

## 저는 당뇨병 환자입니다

만일 제가 비정상적으로 행동한다면, 저혈당 증상 때문일지도 모릅니다. 만일 제가 의식이 있다면 오렌지 주스처럼 설탕을 함유한 음료나 설탕물을 마시게 해주세요. 제 상태는 10분 내로 좋아질 것입니다. 그리고 119를 불러서 병원으로 데려다주시기 바랍니다.

**이름**

**연락처**

**내가 다니는 병원**

주소

병원명

진료과

전화

주치의

## I take medication for diabetes

If I behave abnormally, I may have hypoglycemia as a result of my diabetic medication, possibly including insulin. If I am conscious, please give me sugar in any forms, such as orange juice or any drinks, containing sugar. My condition should improve within 10 minutes. Plese call 119 and take me to a hospital.

**My name**

**My telephone number**

**My clinic(hospital) name**

**Clinic(hospital) telephone number**

tel

**My doctor's name**

이름

주소

전화

생년월일

※ 진료에 필요한 정보

Name

Address

Telephone Number

Date of Birth

※ Medication Information

## 치료 중단은 절대 금물

당뇨병은 혈당 조절을 포함한 치료를 제대로 하느냐 안 하느냐에 따라 진행의 정도가 크게 달라집니다. 몸이 계속해서 좋지 않으면 치료 기간이 길어져서 긴장이 풀립니다. 반대로 치료를 지속해서 병상이 호전되면 자각증상이 없어졌다고 느낄 수도 있습니다.

그러나 이것은 자기 판단에 불과합니다. 이제 치유되었으니 통원할 필요도 없고, 치료를 더 할 필요도 없다고 생각하는 것은 위험한 일입니다. 당뇨병은 생활습관이 흐트러져서 생기는 병입니다. 어렵게 치유해서 혈당 조절이 잘 되었다고 해도 원래의 생활습관으로 되돌아가면 혈당 조절이 바로 흐트러져서 병상도 심각

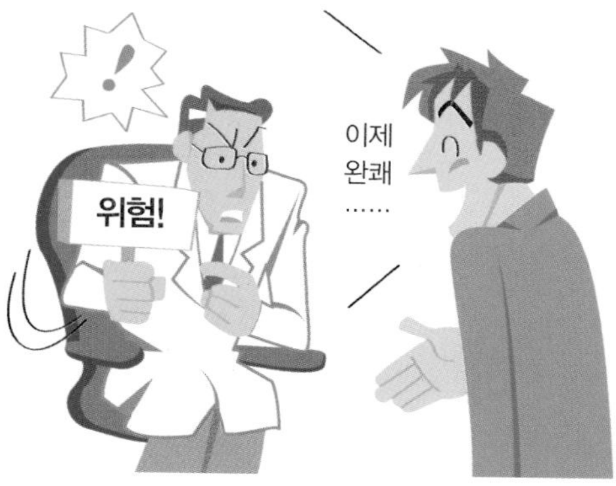

해지는 일이 많습니다.

치료에 관해서는 의사의 지시를 꼭 따르고 자기 판단으로 치료를 중단하는 일이 없도록 주의합니다.

## 건강의 달인이 되자

거듭 강조하지만 적절한 치료와 생활습관 개선으로 혈당 조절을 충분히 할 수 있습니다. 그러나 당뇨병은 수술을 하거나 약을 먹으면 치유되는 그런 병이 아닙니다. 아무리 목표치까지 혈당치를 내리고 그 상태가 안정되었다고 해도 평생 혈당 조절을 지속하지 않으면 안 됩니다.

그래서 당뇨병이 되면 불행의 시작이라고 느끼는 사람도 있습니다. 그러나 주치의의 지시를 따르고 생활태도를 바르게 해서 혈당치를 조절하면 보통 사람과 다르지 않은 생활을 할 수 있습니다.

더욱이 혈당치를 조절하기 위한 생활, 즉 규칙적 생활, 영양의 균형이 잡힌 식사, 적당한 운동을 하는 습관은 오히려 건강을 유지하는 데 이상적인 것입니다. 고혈압이나 고지혈증, 통풍, 그 외의 생활습관병의 예방이나 치료에도 도움이 됩니다.

물론 평생 아프지 않고 사는 것이 이상적이지만, 당뇨병을 계기로 앞으로의 인생을 무병으로 지내는 일도 불가능하지 않습니다. 그러므로 당뇨병인 인생을 부정적으로 생각하지 마십시오. '당뇨병이 생겨서 몸을 잘 관리하게 되었다. 건강하게 살 수 있는 비결을 알 수 있게 되었다'라고 긍정적으로 생각하기 바랍니다. 그리고 지금부터의 인생을 보다 건강하게, 보다 의미 있게 살도록 합시다.

3장

# 비만 방지와 혈당 조절에 좋은 식사법

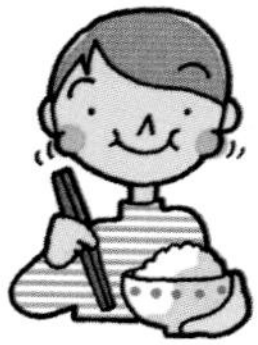

당뇨병의 중대한 요인이 되는 것이 바로 과식과 비만입니다. 그렇다면 구체적으로 비만을 방지하고 혈당치를 안정시키기 위해서는 어떤 식생활을 해야 할까요? 여기에서는 건강한 몸을 만들기 위한 음식과 먹는 방법에 대해서 설명하고자 합니다.

# 혈당 조절
# 식습관

## 만성 고혈당을 초래하는 식생활을 고치자

앞에서 당뇨병이 무서운 이유는 합병증 때문이라고 말했습니다. 그렇다고 절망할 필요는 없습니다. 왜냐하면 혈당치를 조절하는 것으로 합병증을 막을 수 있기 때문입니다.

혈당을 조절하는 방법은 여러 가지가 있는데 무엇보다 가장 중요한 것은 식이요법입니다. 단, 식사량을 줄이는 것만으로는 안 됩니다. 영양의 균형을 중요시하고 적당한 양을 먹도록 하는 일이 중요합니다. 이런 식생활은 뇌졸중이나 심근경색, 고혈압, 고지혈증 등 많은 생활습관병의 예방에도 도움이 됩니다.

또한 당뇨병의 배경에는 과식, 과음, 불규칙한 식사시간, 그리고 식이섬유가 적은 식사 등의 식사습관이 있습니다.

과식은 말할 것도 없이 혈당치를 올립니다. 불규칙한 식사시간은 췌장의 세포가 인슐린을 만드는 리듬을 혼란하게 해서 혈당치 조절에 나쁜 영향을 주고, 비만의 원인이 됩니다. 반드시 개선해야 합니다.

식이섬유는 몸에 소화·흡수되지 않기 때문에 위나 장에 체류하는 시간이 긴데, 그것으로 식후 혈당치가 상승하는 속도가 늦추어집니다. 또한 몸에 불필요한 성분을 배설물로 배출하거나,

**당뇨병을 초래하는 잘못된 식생활 4가지**

1. 과식

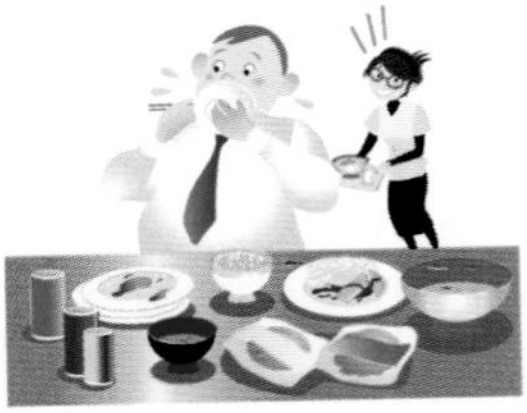

2. 불규칙한 식사시간

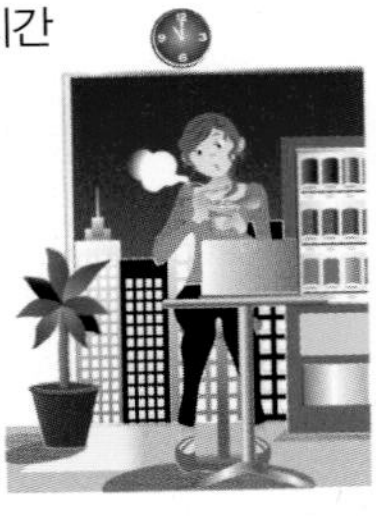

3. 식이섬유가 적은 식사

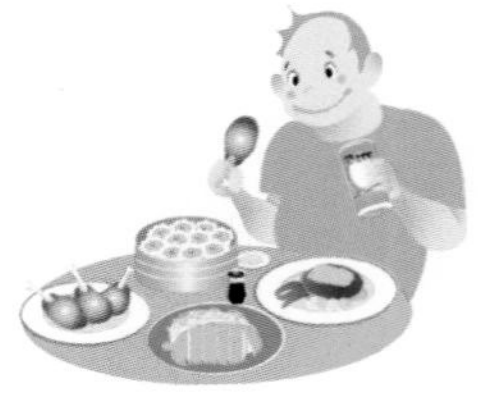

4. 과음

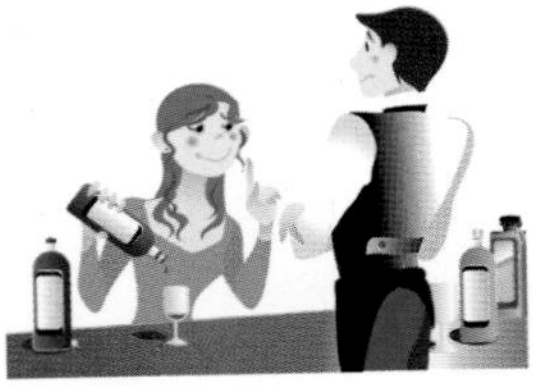

당뇨병의 중대한 합병증인 동맥경화를 예방하는 기능을 합니다. 가능한 한 식이섬유가 많은 음식을 먹도록 합니다.

알코올은 고칼로리에다가 당질 이외의 영양소를 가지지 않으므로 당뇨병의 큰 적이라고 할 수 있습니다. 식욕을 자극하거나 자기규제를 느슨하게 하는 원인이 되므로, 당뇨병이 되면 원칙적으로 알코올은 금지해야 한다는 인식을 가지도록 합시다.

## 균형식과 소식

혈당 조절을 위한 식이요법에 대해서 좀 더 자세하게 설명하도록 하겠습니다.

먼저 주의해야 할 일은 과식 예방입니다. 배가 부를 때까지 먹지 않고 조금 모자란다고 생각될 때 수저를 놓는 습관을 들이도록 합니다. 또한 매회 식사의 질과 양 모두 균형이 잡힌 구성이 되도록 하는 것도 중요한 포인트입니다.

식사는 아침, 점심, 저녁 3번 하는 것이 이상적인데 매번 비슷한 에너지양을 섭취하는 것이 좋습니다. 매일 같은 시각에 규칙적으로 먹는다면 인슐린을 분비하는 췌장의 베타세포의 부담도 줄일 수 있습니다.

식사 내용은 주식(밥, 빵 등)과 주된 반찬(생선, 고기, 달걀, 두부요리 등), 그리고 부수적인 반찬(채소, 해조류, 버섯류, 고구마 요리 등)에 된장국 등을 더합니다. 이렇게 식사하면 당질(탄수화물), 단백질, 지방, 비타민, 미네랄 등 5대 영양소와 식이섬유를 균형 있게 섭취할 수 있습니다.

탄수화물, 단백질, 지방질의 배분은 다음과 같이 합니다. 의사로부터 지시받은 섭취에너지의 50~60%는 탄수화물, 지방질은 20~25%, 단백질은 표준체중 1kg당 1g 정도 섭취합니다. 비타민이나 미네랄은 채소나 해조류 등에 많이 포함되어 있는데, 편중되지 않도록 여러 종류의 채소나 해조류를 섭취하는 것이 좋습니다.

이런 균형 잡힌 식사를 하기 위해서는 밥과 국, 반찬 2~3가지의 한식이 적당합니다. 단 튀김요리는 에너지가 높고 지방분이 많으므로 자제하고, 염분 섭취도 줄이도록 하는 것이 좋습니다.

## 매일 식생활에서 해야 할 일

### 조금만 주의하면 몸은 변한다.

- 식사량은 조금 모자라게 먹는다(평상시 식사량의 70% 정도).
- 한 번의 식사에서 먹을 수 있는 식품의 종류는 가능하면 많은 게 좋다.
- 지방은 줄인다.
- 식이섬유를 많이 함유한 음식을 먹는다.
- 아침, 점심, 저녁을 규칙적으로 천천히 잘 씹어서 먹는다.
- 술이나 기호식품은 습관적으로 먹지 않는다.

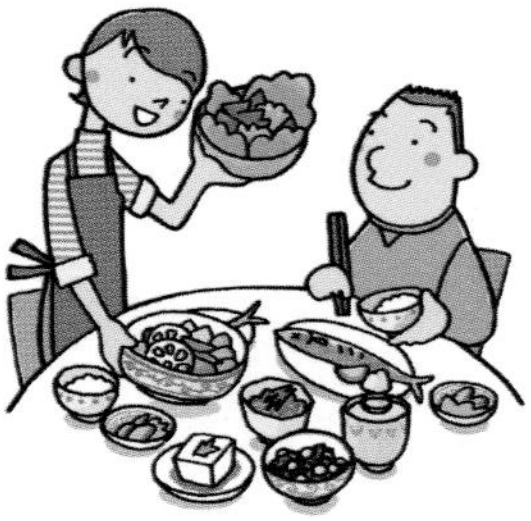

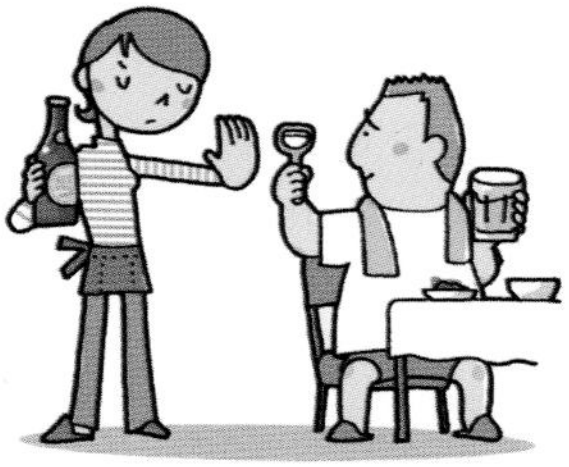

# 비만을 개선하는 방법

## 과식을 방지하는 방법

비만이란 체내에서 이용되지 않은 여분의 에너지가 지방이나 글리코겐이 되어서 과잉으로 축적된 상태를 말하는 것으로 일반적으로 체중의 증가로 나타납니다.

비만의 원인은 소비에너지보다 섭취에너지가 많을 경우, 즉 과식과 운동 부족의 습관화입니다.

건강하게 살을 빼기 위해서는 단순하게 체중을 줄이는 것이 아니라 체지방을 줄여야 합니다. 그런데 실은 심한 운동을 하는 것으로도 체지방은 좀처럼 연소되지 않습니다. 왜냐하면 체지방은 20분 정도 천천히 몸을 데워야만 타기 시작하기 때문입니다.

그런데 운동에 따른 에너지 소비량이 의외로 적다고 해서 운동을 하는 것이 전혀 무의미한 것은 아닙니다. 운동을 하면 아무것도 하지 않고 에너지를 소비하는 기초대사가 상승합니다. 식이요법만으로 살을 빼려고 하면 뼈와 근육이 약해집니다.

비만 개선의 기둥이 되는 것은 어디까지나 섭취에너지를 조정하는 식이요법에 있지만, 운동도 식이요법 다음으로 중요한 것이라는 사실을 제대로 인식해둡시다.

섭취에너지 과다, 즉 과식을 하는 것은 '이 정도에서 포기하자'는 약한 의지 때문이 아닙니다. 과식을 하는 계기는 몇 가지 있는데, 눈앞에 넘치는 음식이 있기 때문이라는 경우가 많습니다.

바로 손이 가는 곳에 먹을 것이 있다는 것은 그 자체가 먹는 행동을 유도하는 유혹이 됩니다. 또한 접시에 음식을 가득 담으면 다 먹어야만 한다는 습관적 의식에서 먹는 행동을 불러옵니다.

그러므로 눈에 보이는 곳에는 먹을 것을 두지 말고, 먹는 시간이나 장소를 정해서 먹어야 합니다. 식사를 할 때는 큰 접시에 담아서 직접 먹는 것이 아니라, 자신이 먹을 만큼 작은 접시에 담아서 그 이상은 먹지 않겠다는 의지를 가

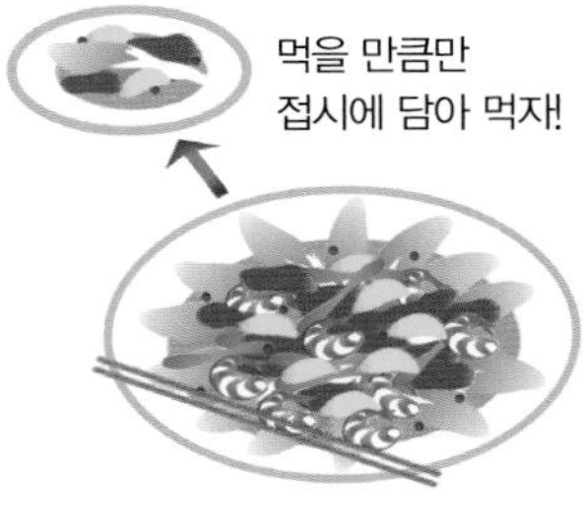

지도록 합니다.

또한 객관적으로 자신이 어떠한 음식을 먹고 있으며, 어느 정도의 양을 입으로 넣고 있는가를 인식하기 위해서 식사의 내용을 메모하는 습관을 가지도록 합니다.

## 식사일기 쓰기

언제 어디서 어떤 식사를 했는가 등을 자세하게 기록하는 식사일기를 써보세요. 식사일기를 쓰면 자신도 모르는 사이에 과식을 하고 있다는 것과 편식을 하고 있다는 사실을 알게 될 것입니다.

하루에 필요한 이상적인 칼로리는 남성이 약 2,000kcal, 여성이 약 1,600kcal입니다. 비만인 사람이나 혈당치가 높은 사람은 분명 이상치보다 훨씬 높은 칼로리를 섭취하고 있을 것입니다.

여러분이 하루에 필요한 칼로리는 체중 1kg당 필요 칼로리양을 구하면 됩니다. 필요 칼로리양은 노동의 강약에 따라 달라지므로 해당하는 노동 수준을 선택하고 계산하십시오.

**생활강도별로 본 하루에 필요한 에너지양**

| | |
|---|---|
| 경노동 | 체중 1kg당 25~30kcal<br>대상자 : 사무원, 교원, 일반점원, 주부 등 |
| 중간 정도의 노동 | 체중 1kg당 31~35kcal<br>대상자 : 활발하게 일하는 공장직원, 외근을 많이 하는 샐러리맨 등 |
| 중노동 | 체중 1kg당 36kcal<br>대상자 : 운동선수, 육체노동자 등 |

↓

| 적정체중 | | 체중 1kg당 필요한 에너지 | | 하루에 필요한 에너지 |
|---|---|---|---|---|
| 신장(m)×신장(m)×22 | × | ☐ kcal | = | ☐ kcal |

예

**신장 170cm, 체중 65kg의 샐러리맨의 경우**

- 상한 : 1.7m×1.7m×22×31(kcal) = 약 1,970kcal
- 하한 : 1.7m×1.7m×22×35(kcal) = 약 2,225kcal

## 양질의 지방을 적당히 섭취하기

지방은 대개 고에너지이기 때문에 지방분이 많은 식사는 칼로리 과잉섭취를 초래합니다. 에너지 과다의 식사는 비만이나 고지혈증, 당뇨병, 동맥경화 등을 일으키므로 지방을 섭취할 때는 그 양에 대해서 세심하게 신경 써야 합니다.

## 식사일기의 기록 포인트

**식사일기 ○월 ○일**

| 시간 | 식단 | 식품의 기준 | 어디서 누구랑 무엇을 하면서 | 어떤 기분 |
|---|---|---|---|---|
| 7:50 ~ 8:00 | 밀크티 | 한 잔 | 집에서, 혼자 TV를 보면서 | 졸리는 느낌 |
| 12:45 ~ 13:00 | 고등어된장조림<br>두부된장국<br>밥<br>토란조림<br>샐러드 | 고등어 한 토막<br>두부<br>유부<br>닭고기<br>당근<br>죽순<br>토란<br>곤약<br>미역 등의 해조류<br>양상추<br>양파<br>드레싱 | 식당에서, 동료와 이야기하면서 | 배가 고파서 급하게 먹어버렸다 |
| 20:00 ~ 20:30 | 야채수프<br>밥<br>돼지고기볶음<br>채소절임<br>커피젤리 | 배추<br>양파<br>토마토<br>베이비콘<br>고형 콩소메<br>돼지고기<br>양배추<br>오이절임<br>커피젤리 크림 | 집에서, 가족과 음악을 들으면서 | 돼지고기볶음의 양배추와 수프의 채소를 많이 먹으려고 노력했다 |

* 일기는 항상 휴대하세요. 주머니에 들어갈 정도의 크기가 편리합니다. 가능하면 자세하게 기록하는 것이 효과적입니다.

그렇다고 지방이 무조건 나쁜 것은 아닙니다.

무엇이 문제냐면, 첫째, 지방이 부족하면 체내 지용성 비타민의 흡수가 나빠집니다.

둘째, 지방은 세포막이나 혈액의 성분으로도 중요한 존재이기 때문에 부족하면 혈관이나 세포막이 약해집니다. 이 경우 뇌출혈 등의 가능성이 높아집니다.

지방은 그 화학구조의 특징에 따라 단순지방, 복합지방, 유도지방의 3가지로 분류됩니다. 또한 같은 지방으로 분류되어도 종류에 따라서 적극적으로 섭취해야 할 지방, 가급적 피해야 할 지방으로 나눌 수가 있습니다. 지방을 섭취할 때는 이 점을 주의해야 합니다.

### 지방의 종류와 특징

**1. 단순지방** — **중성지방**
일반적으로 지방이라고 하는 것을 말한다. 저장지방으로 축적된다.

**2. 복합지방** — **지방질, 당지질**
단백질과 결합해서 세포막을 형성하는 등 체조직의 구성성분으로 중요하다. 에너지원은 되지 않는다.

**3. 유도지방** — **스테롤**
대부분이 콜레스테롤로, 세포막을 구성하는 중요한 지방이다. 과잉섭취를 하면 동맥경화를 촉진하고, 부족하면 면역력이 저하해서 혈관이 약해진다.

## 지방산의 종류와 기능

### 지방(중성지방)의 구성성분인 지방산에는 여러 종류가 있다.

**포화지방산 :** 콜레스테롤 수치를 높인다.

**포화 지방산**
- 라우린산 …… 야자유, 팜유
- 미리스트산 …… 버터, 야자유
- 팔미트산 …… 동 · 식물 유지
- 스테아르산 …… 동 · 식물 유지

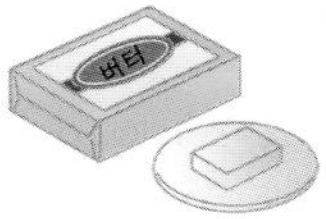


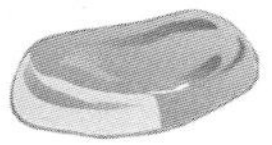

**불포화지방산 :** 콜레스테롤 수치를 낮춘다.

**불포화 지방산**
- 일가불포화 지방산 — 오메가9계
  - 팔미톨레산 …… 동 · 식물 유지, 생선기름
  - 올레인산 …… 동 · 식물 유지, 올리브유
- 다가불포화 지방산
  - 오메가3계
    - α−리놀레산 …… 차조기유, 아마인유
    - EPA(에이코사펜타엔산) …… 생선기름
    - DHA(도코사헥사엔산) …… 생선기름
  - 오메가6계
    - 리놀산 …… 식물유지
    - 아라키돈산 …… 동물인지질

**정리**

① 포화지방산을 포함한 팜유나 야자유, 돼지기름, 쇠기름, 버터 등의 섭취는 가급적 피한다.

② 주된 반찬으로는 오메가3계의 다가불포화지방산을 많이 함유한 등푸른 생선을 섭취하도록 한다.

## 올바른 육류 조리법

육류에는 앞에서 제시한 바와 같이 혈액 중의 중성지방이나 콜레스테롤을 늘리는 포화지방산이 많이 포함되어 있습니다. 그러므로 육류를 먹을 때는 가급적 지방이 적은 부위를 선택하는 것이 좋습니다.

만약 기름이 많은 부위를 조리해야 한다면 요리하기 전에 이 부분을 제거하는 수고가 필요합니다. 조금 아깝다는 생각도 들지만 이렇게 하는 것으로 섭취에너지를 상당히 줄일 수 있습니다. 또한 소고기, 돼지고기, 닭고기 등과 같은 종류의 고기라도 선택하는 부위에 따라서 지방의 함유량이 놀라울 정도로 다릅니다. 이것은 동시에 에너지양에도 상당한 차이가 있다는 것을 의미합니다.

다음 페이지의 그림을 참고하면 잘 알 수 있을 것입니다. 무엇을 만들까 생각할 때나 구입할 때는, 각 부위의 에너지양을 생각하고 어느 부분을 사용할 것인가를 정하는 것이 좋습니다.

건강에 좋은 부위를 선택했다면 다음으로 중요한 것은 조리법입니다. 조리법에 따라 지방의 섭취량이 달라진다는 사실을 잊어서는 안 됩니다. 튀기거나 볶으면 식품 그 자체에 함유된 지방

## 고기(100g)에 함유된 에너지양

같은 고기라도 소고기보다 닭고기가 저에너지이다. 또한 같은 소고기라도 부위에 주의하는 것으로 에너지 섭취량을 줄일 수 있다.

**소고기**

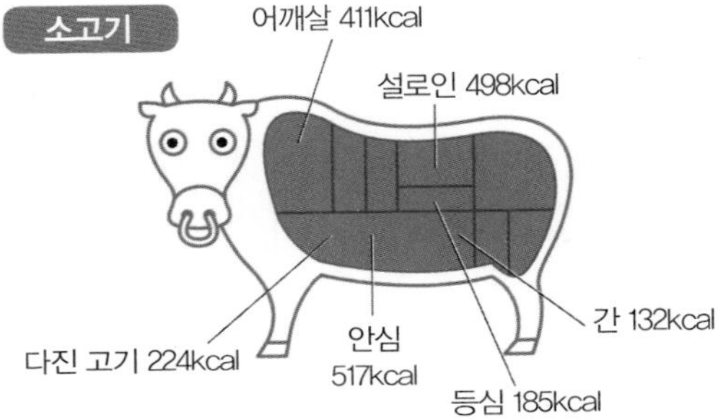


**닭고기**

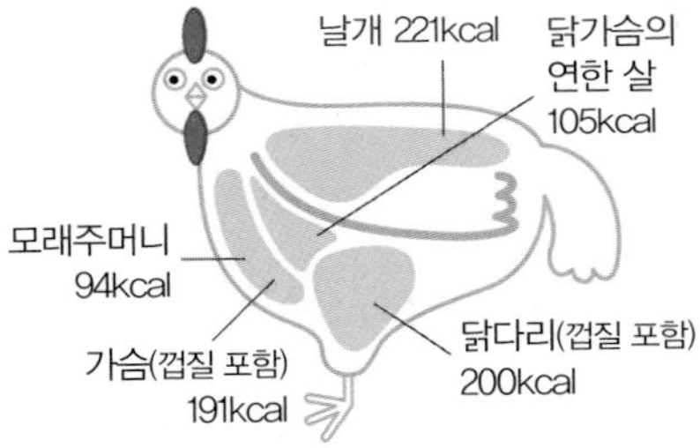


**돼지고기**

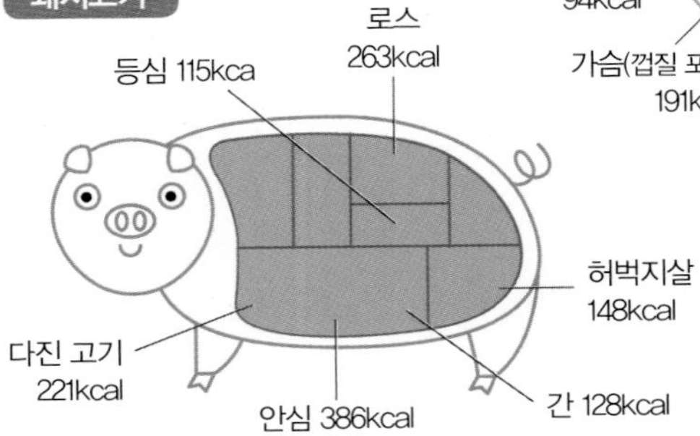


**가공식품**

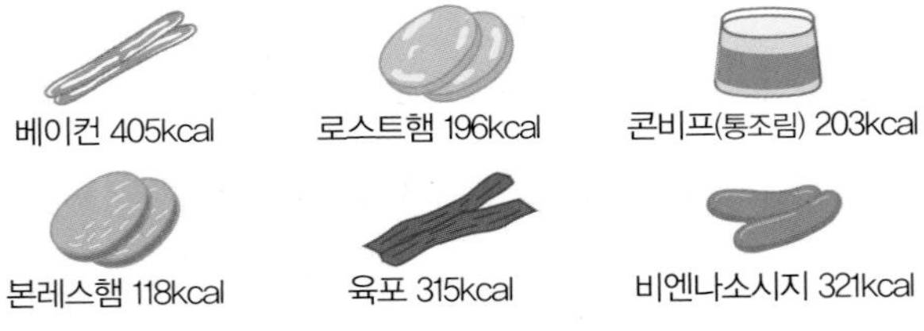

이외의 여분의 유지류까지 섭취하게 됩니다. 조리를 할 때는 삶거나 찌거나 굽는 것이 식품 그 자체에 포함된 지방분까지 줄일 수 있는 방법입니다.

## 기름기를 줄이는 조리법

음식을 조리할 때 기름기를 줄이면 칼로리를 감소시킬 수 있습니다. 예를 들어 석쇠구이나 오븐을 이용하면 식재료 자체의 맛을 살리면서 식사에 충실감을 더할 것입니다. 볶음 요리를 할 때는 기름을 넉넉히 두르고 조리해야 하는 일반 프라이팬보다 식재료 자체가 가지고 있는 지방분을 이용해서 달리 기름을 사용하지 않아도 되는 불소수지(테플론 : 음식이 들러붙지 않도록 프라이팬 등에 칠하는 물질)로 코팅 처리된 프라이팬을 이용하면 그것만으로도 칼로리를 억제할 수 있습니다. 그리고 지방분이 많은 고기는 삶거나 찌는 것으로 기름을 상당히 제거할 수 있습니다.

식단을 짤 때 소고기라면 불고기나 전골보다는 샤브샤브를, 돼지고기라면 돈가스나 포크 소테(돼지고기를 버터로 볶아 살짝 튀긴 음식) 같은 것보다는 보쌈을, 닭고기라면 튀김이나 양념구이보다

## 기름기를 줄이는 조리법

### 볶음

• 불소수지(테플론)로 코팅된 프라이팬을 사용한다.

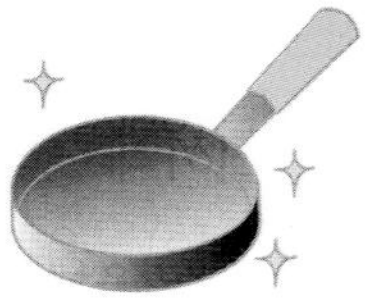

• 기름은 계량스푼으로 계량해서 사용한다.

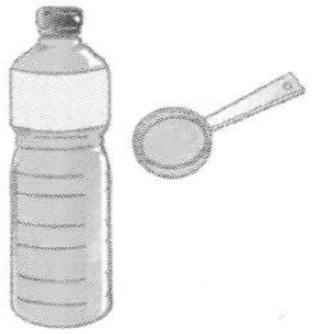

• 냄비와 기름을 가열한 다음 단시간에 조리한다.

• 가열이 빨리 되지 않는 소재는 미리 익혀둔 다음 사용한다.

### 튀김

• 소재의 수분을 제거한다.

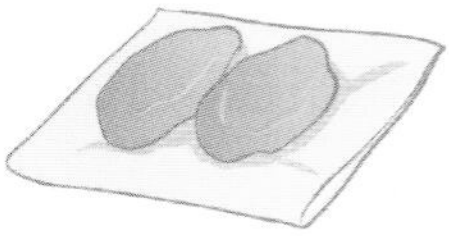

• 큼지막하게 자른다.

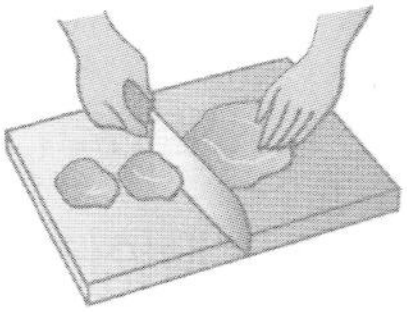

• 튀김옷은 가볍게 입힌다.

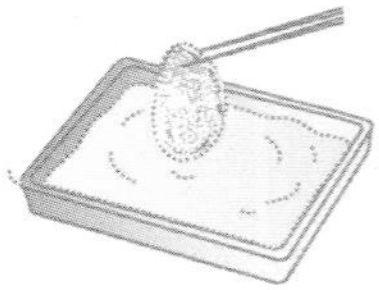

• 기름기를 충분히 뺀다.

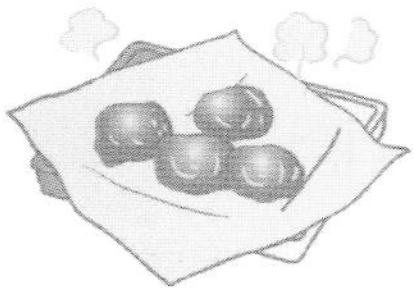

샐러드

• 소재의 수분을 완전히 제거한다.

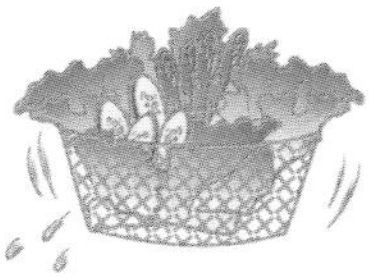

• 드레싱은 먹기 직전에 섞는다.

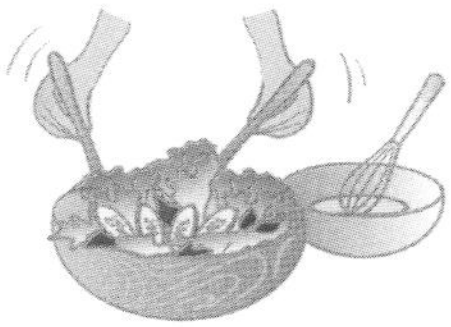

• 향신료나 레몬즙을 이용해서 드레싱의 유분을 억제한다.

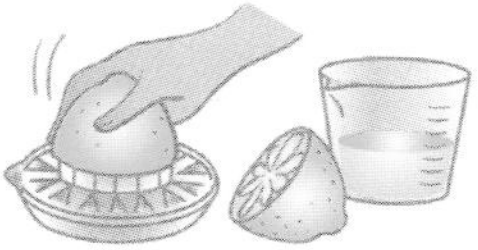

는 가슴살 구이 같은 것으로 가급적 기름기를 줄일 수 있는 방법을 선택하도록 합니다.

## 칼로리 다운! 만족감 업! 식사법

지방분을 줄이면 지방이 가지는 독특한 맛이나 향을 잃기 때문에 식사의 만족감을 얻을 수 없다고 생각하는 사람도 적지 않을 것입니다. 하지만 지방분을 줄이지 않는다면 비만을 해소할 수 없을 뿐 아니라 건강에도 심각한 영향을 미칩니다.

지방분을 줄이고도 만족감 있는 식사를 즐기기 위해서는 조리에 사용하는 식재료, 음식 배치나 먹는 방법 등을 연구해야 합니다. 이를테면 칼로리를 줄이기 위해서는 음식의 양을 줄이는 것이 무엇보다 중요합니다만, 보기에도 빈약하고 금방 먹어버릴 것 같은 내용으로는 만족감을 얻을 수 없습니다. 이럴 때는 생선, 고기 등 주된 반찬 밑에 버섯이나 해조류 등을 많이 깔아서 볼륨감이 있도록 연출하면 칼로리를 억제하면서도 포만감을 얻을 수 있습니다. 또한 고기류일 때는 양상추 등의 채소에 싸서 먹으면 음식을 즐길 수도 있고 건강에도 좋습니다.

양념의 경우, 맛이 진할수록 밥과 같은 주식을 많이 먹게 됩니다. 그러므로 레몬즙이나 허브를 이용해서 진하지는 않아도 깊은 맛을 얻도록 합니다. 채소로 국을 끓일 때도 조개류나 오징어와 같이 깊은 맛을 내는 것과 함께 끓이면 연한 맛이라도 풍미를 즐길 수 있습니다.

밥도 큰 밥그릇에 조금 담는 것보다는 작은 밥그릇에 적당한 양을 담는 것이 보기에도 좋습니다. 이렇게 하는 것만으로도 시각적 만족감을 얻을 수 있습니다.

### 요리에 중량감을 연출하는 비결

#### 국을 식단에 넣는다

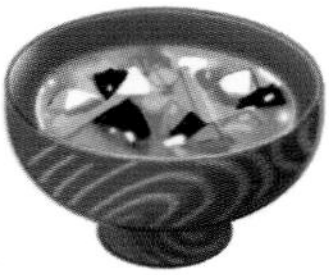

염분이 없는 국이 좋으며, 밥을 먹기 전에 먹으면 충분한 수분으로 위를 채우기 때문에 공복일 때보다 밥을 더 천천히 먹게 된다. 채소나 곤약 등을 넣어서 중량감을 연출해도 좋다.

#### 밥에는 고명을 많이 올린다

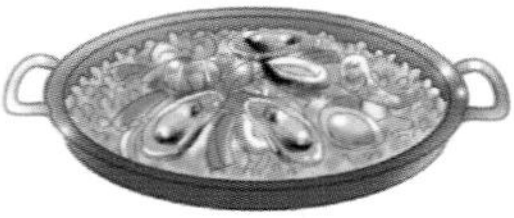

채소를 많이 넣은 비빔밥은 중량감이 있어서 만족감을 준다. 새우나 조개류는 껍데기를 벗기지 않고 사용하고, 닭고기도 뼈가 있는 채로 사용하는 것이 좋다. 단, 염분은 최소화하도록 주의한다.

#### 고기나 생선에 채소나 해조류, 버섯류를 곁들인다

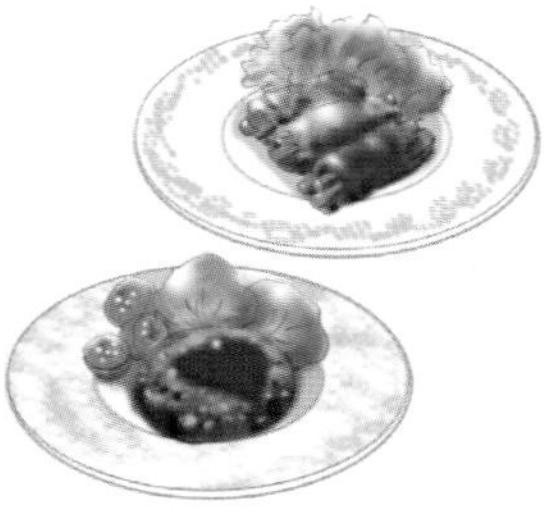

햄버거에는 다진 채소를 많이 섞고, 얇은 고기로는 채소를 말아서 먹는다. 생선을 조릴 때는 미역이나 버섯을 많이 넣어서 중량감을 느낄 수 있도록 한다.

## 접시 수를 늘린다

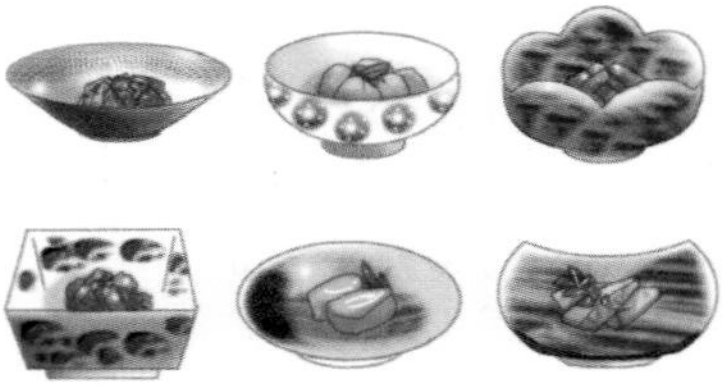

하나의 접시에 여러 반찬을 담는 것이 아니라, 한 가지 음식을 하나의 접시에 담으면 식탁이 풍요롭게 보인다. 밥도 큰 밥그릇보다는 작은 밥그릇에 2그릇 담는 것이 시각적으로 만족감을 준다.

## 잘 어울리는 소재를 활용한다

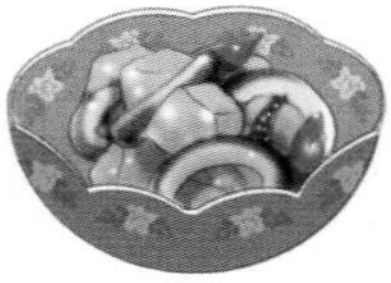

채소는 어패류와 함께 요리하는 것이 좋다. 오징어와 토란, 방어와 무, 조개관자와 청채 볶음 등 독특한 맛을 연출할 수 있다.

## 허브와 레몬즙을 이용한다

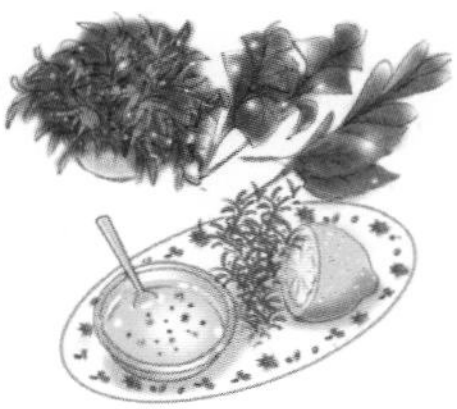

풍미가 좋은 허브나 레몬즙으로 요리를 마무리하면 한층 맛이 좋아진다. 언제라도 바로 사용할 수 있도록 식탁에 상비해두는 것이 좋다.

## 저에너지·저지방 디저트 선택하기

고칼로리의 디저트는 몸에 좋지 않다는 것을 머리로는 알고 있지만, 역시 참을 수 없는 유혹에서 벗어나지 못하는 사람도 적지 않습니다. 일본당뇨병학회에서 발행한 〈당뇨병 식이요법을 위한 식품교환표〉에서는 아이스크림이나 케이크 등의 디저트류를 '기호식품'으로 취급하고 있는데 이것은 어떤 의미를 가질까요.

이 지침서를 보면 기호식품에 대해서 '당뇨병에는 좋지 않은 식품이므로 먹을 때는 주치의와 상담해야 하는 것'이라고 표시하고 있습니다. 극단적으로 말하면, 반드시 몸에 필요한 것이 아니므로 먹지 않는 것이 바람직하다는 것입니다.

과자류에는 많은 설탕이 함유되어 있어서 혈당치를 급격하게 올리는 일이 있습니다. 특히 양과자의 경우는 지방분도 많이 함유되어 있어서 칼로리가 높습니다. 디저트를 꼭 먹고 싶다면 저에너지·저지방 디저트를 선택하도록 하십시오.

단, 아무리 저에너지·저지방 디저트를 선택했다고 해도 많이 먹으면 아무 의미가 없습니다. 디저트를 먹을 때는 '2개만 먹는다', '저녁식사 후에는 먹지 않는다' 등 양과 시간을 정해서 즐길 필요가 있습니다.

과일은 비타민이나 미네랄 등의 영양소가 풍부하고 식이섬유도 많이 함유되어 있기 때문에 식품으로는 우수하다고 할 수 있습니다. 그러나 역시 당질이 많고 칼로리가 의외로 높기 때문에 주의가 필요한 식품입니다. 하루에 1단위(80kcal) 정도면 문제가 없습니다.

〈당뇨병 식이요법을 위한 식품교환표〉를 보면 과일은 먹을 수 있는 부위의 중량과 껍질과 심을 포함한 중량 두 가지의 중량이 게재되어 있습니다. 바나나의 1단위(80kcal)는 가식부(可食部, 먹을 수 있는 부분) 100g, 껍질을 포함했을 때는 170g, 중간 크기 하나를 기준으로 합니다.

## 외식에서 식이요법을 지키는 방법

집에서 매일 식재료의 분량을 재고 조리한다면 식이요법은 순조롭게 진행됩니다. 그러나 그러지 못하는 날도 있을 것입니다. 때때로 외식을 해야만 하는 사정이 있을 것입니다. 그때 중요한 것은 요리를 봤을 때 이 요리에는 어떤 식재료가 어느 정도 사용되고 있다는 기준을 알 수 있어야 한다는 것입니다.

## 당분이 많은 음식의 1회량 단위와 에너지양

| | 1회량 | 단위 | 에너지양(kcal) |
|---|---|---|---|
| 과일 | 딸기(10알, 100g) | 0.44 | 35 |
| | 귤(1개, 70g) | 0.39 | 31 |
| | 바나나(1개, 100g) | 1.09 | 87 |
| | 포도(1송이, 150g) | 1.05 | 84 |
| | 사과(1/2개, 150g) | 0.94 | 75 |
| | 키위(1개, 80g) | 0.56 | 45 |
| | 수박(1조각, 200g) | 0.78 | 62 |
| | 감(1/2개, 60g) | 0.75 | 60 |
| 과자 | 화과자(1개, 100g) | 2.93 | 235 |
| | 일본 단팥빵(1개, 60g) | 2.13 | 170 |
| | 센베이(1장, 15g) | 0.71 | 57 |
| | 떡(60g) | 1.48 | 118 |
| | 과자슈크림(1개, 80g) | 2.50 | 200 |
| | 케이크(1조각, 150g) | 6.38 | 510 |
| | 도넛(1개, 80g) | 3.88 | 310 |
| | 애플파이(1조각, 100g) | 3.96 | 317 |
| | 초콜릿(1조각, 60g) | 4.14 | 331 |
| | 포테이토칩(1봉지, 90g) | 5.88 | 470 |
| 청량 음료 | 스포츠음료(350mL) | 1.10 | 88 |
| | 비타민음료(140mL) | 0.63 | 50 |
| | 식이섬유음료(100mL) | 0.58 | 46 |
| | 오렌지(100%)주스(200mL) | 1.00 | 80 |
| | 토마토주스(200mL) | 0.43 | 34 |
| | 콜라(350mL) | 1.89 | 151 |
| | 캔커피(250mL) | 1.44 | 115 |

외식은 대개 '채소가 적다', '맛이 달다', '지방이 많다', '음식의 양이 많다' 등의 경향이 있습니다. 이것은 모두 소비자의 일시적 만족감을 위한 것입니다. 그러나 당뇨병 환자는 외식을 냉정하게 관찰할 능력을 가져야 합니다.

그러므로 밥의 양이 많을 때는 남기고, 기름기가 많은 반찬은 처음부터 주문하지 않고, 반찬의 수가 적을 때는 채소 반찬을 하나 더 추가하는 등 스스로 식사내용을 조절해야 합니다.

또한 오므라이스나 카레라이스처럼 주식에 맛이 첨가된 단품보다는 밥과 반찬, 국 등이 있는 정식이 비교적 영양의 균형이 좋으므로 후자를 선택하도록 합니다.

## 일반 메뉴의 에너지 기준

음식점에는 여러 메뉴가 있으므로 대개의 에너지양을 파악해두고 주문할 때 참고하도록 한다.

오므라이스

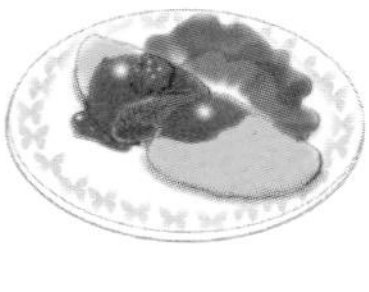

770kcal

햄버거 세트

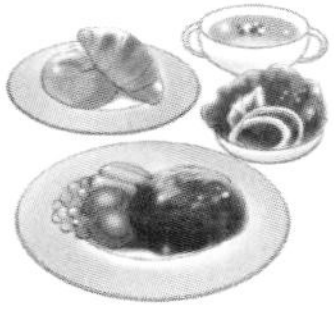

970kcal

새우튀김 세트

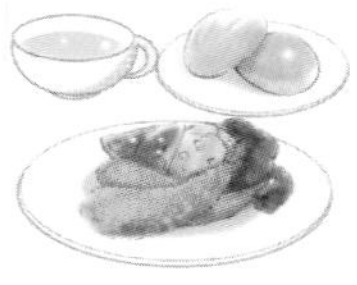

745kcal

돈가스카레

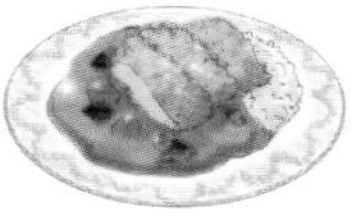

1000kcal

비프 스튜

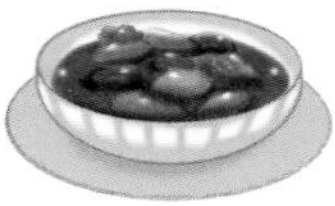

434kcal

연어구이

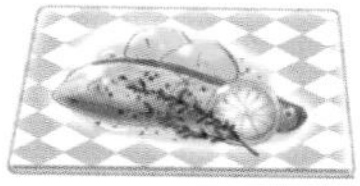

353kcal

중화덮밥

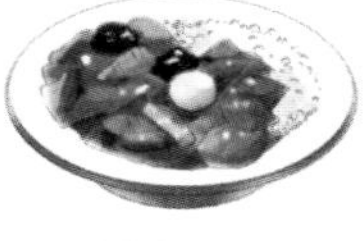

700kcal

차사오면

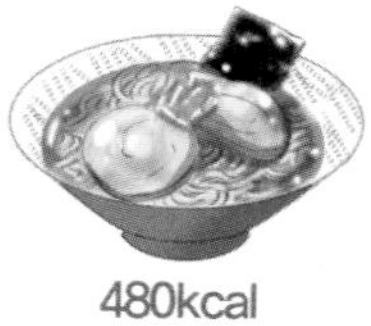

480kcal

중국식 볶음밥

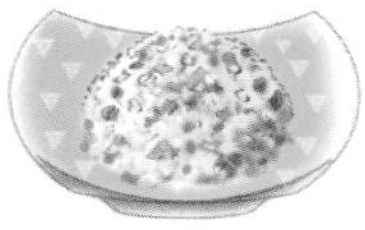

810kcal

마파두부 정식

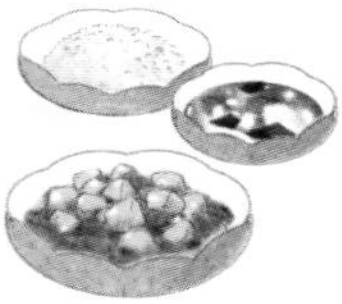

630kcal

쇠간과 부추볶음 정식

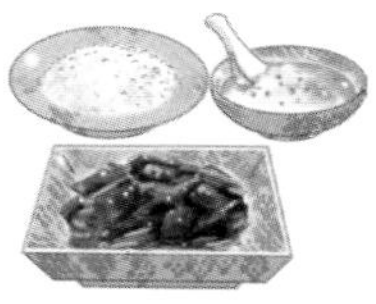

650kcal

탕면

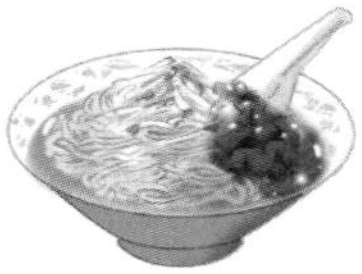

575kcal

# 당뇨병에 좋은 건강 식사법

## 나누어 먹기와 간식

당뇨병이 있는 사람에게 매일의 식사는 대단히 중요합니다. 왜냐하면 한 번에 많은 양의 식사를 하면 급격한 고혈당을 초래하고, 반대로 식사량이 너무 적으면 저혈당을 일으키기 때문입니다. 매일 안심하고 건강하게 살기 위해서는 항상 식사를 주의해야 합니다.

당뇨병인 사람의 식이요법에는 분식(分食), 즉 나누어 먹기와 간식이라는 것이 있습니다. 이것도 대단히 중요한 것이므로 자신에게 필요한 것인지 아닌지 잘 파악해야 합니다.

분식이란 하루에 필요하다고 지시된 에너지양을 먹되, 식사의

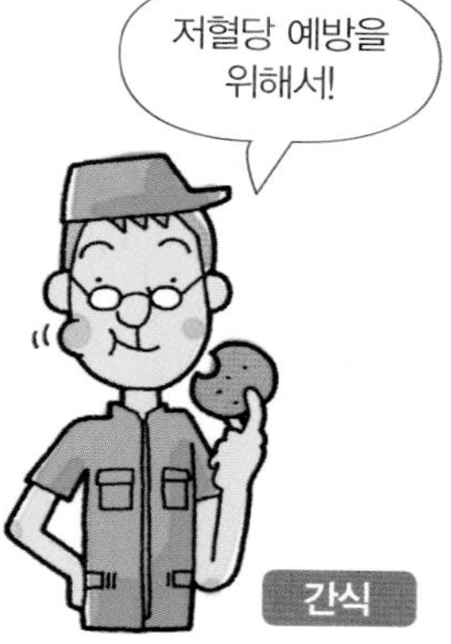


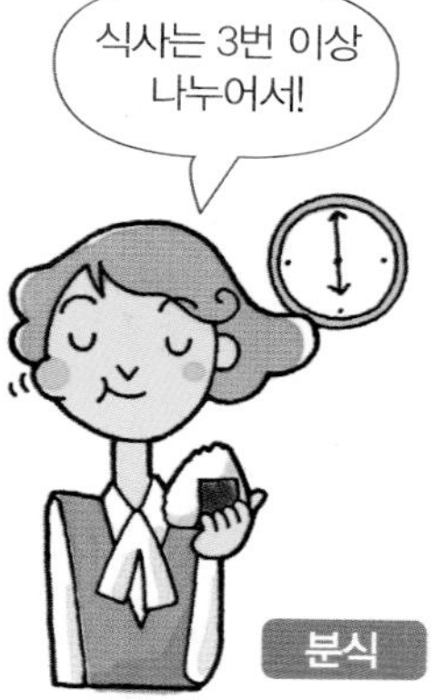


횟수를 3번이 아니라 더 많이 나누어서 먹는 것입니다. 당뇨병 식이요법의 기본은 하루 3번 정해진 시간에 식사를 하는 것인데 인슐린 치료를 하고 있어도 혈당치가 안정되지 않는 사람에 한해서는 하루에 먹는 식사량, 즉 에너지양을 줄여 혈당치를 어느 정도 이하로 떨어뜨리는 것이 양호한 혈당 조절로 이어집니다.

또한 중간형 인슐린을 사용하는 사람도 식사시간의 간격이 너무 떨어지면 저혈당을 일으킬 수 있으므로 분식을 합니다. 이를테면 저녁식사를 평상시보다 늦은 밤 10시에 해야 한다면 저녁 6시경에 주먹밥을 하나 먹고 밤 10시에는 밥의 양을 줄여서 식사를 합니다. 이렇게 하면 하루의 에너지양을 초과하지 않고 저혈당을 예방할 수 있습니다.

한편 간식이란, 하루의 지시 에너지와는 별도로 플러스알파라고 할 수 있는 식사입니다. 평상시보다 운동량이 많을 때나 야간 저혈당을 예방할 때 또는 혈당수치가 너무 떨어졌을 때 간식을 합니다. 그러나 초콜릿이나 케이크, 만두 등은 혈당 콜레스테롤을 흐트러지게 하는 것이므로 간식으로는 적절하지 않습니다. 간식을 할 때는 비스킷 정도를 선택하도록 합니다.

## 혈액을 깨끗하게 하는 등푸른 생선

앞에서 설명한 바와 같이 고혈당 상태가 오랫동안 지속되면 동맥경화가 생깁니다. 동맥경화는 심근경색이나 뇌졸중 등 죽음과 직결하는 병을 초래하는 요인이 되기 때문에 당뇨병의 합병증 중에서 가장 무서운 것이라고 할 수 있습니다.

이런 무서운 동맥경화를 예방하기 위해서는 DHA(도코사헥사엔산)와 EPA(에이코사펜타엔산) 등의 지방산을 풍부하게 함유한 등푸른 생선류를 섭취하는 것이 효과적입니다.

DHA와 EPA는 둘 다 다가불포화지방산의 오메가3계 지방산으로 분류되는데, 어느 쪽이나 중성지방을 줄이고 고지혈증이나 고혈압을 예방하는 기능을 가지고 있습니다. DHA는 동맥경화를 예방하는 기능을, EPA는 항혈전 기능을 가지고 있습니다.

DHA를 많이 함유한 식품으로는 참치, 양식 참돔, 방어, 고등어, 양식 마래미(방어의 새끼), 장어, 꽁치, 삼치 등이 있습니다. 그리고 EPA를 많이 함유한 식품으로는 양식 마래미, 정어리, 참치, 고등어, 양식 참돔, 방어, 장어, 꽁치 등이 있습니다. 이것은 적극적으로 식탁에 올리고 싶은 식품입니다.

그런데 다가불포화지방산의 유일한 결점은 쉽게 상한다는 점입니다. 이런 식품은 되도록이면 열을 가하는 조리법을 피하고 신선한 회로 먹는 것이 좋습니다.

### DHA를 많이 함유한 식품

- 참치
- 양식 참돔
- 방어
- 고등어
- 삼치
- 양식 마래미
- 장어
- 꽁치

### EPA를 많이 함유한 식품

- 양식 마래미
- 정어리
- 참치
- 고등어
- 양식 참돔
- 방어

• 장어　　　　　　　　• 꽁치

## 생선 이외의 피를 깨끗하게 하는 식품

등푸른 생선 이외에도 비타민 A·비타민 C·비타민 E가 풍부한 식품, 낫토(納豆 : 대두를 발효시켜 만든 일본 전통음식으로 우리나라의 청국장과 비슷한 발효식품)와 같은 대두식품은 혈액을 깨끗하게 하는 효과가 있습니다.

비타민 A·비타민 C·비타민 E는 많은 비타민 중에서도 특히 활성산소의 중화에 효과가 있는 항산화비타민으로 잘 알려져 있습니다. 이것은 단독으로도 활성산소의 해로부터 몸을 지키기 위해서 기능합니다만, 조합을 하면 상호작용을 해서 항산화력이 더욱 상승하는 이점이 있습니다.

구체적으로 말하자면 비타민 C가 비타민 E의 항산화작용을 높이고, 비타민 E가 비타민 A의 산화를 막고, 비타민 A는 비타민 C와 비타민 E를 오랫동안 지속하게 합니다.

또한 건강에 좋은 식품으로 널리 알려져 있는 대두에는 사포닌이라는 성분이 함유되어 있습니다. 물에 녹이면 거품이 생기는 특징이 있는 사포닌에는 유지를 녹이는 성질이 있기 때문에 혈관 속에 쌓인 지방이나 콜레스테롤을 제거하는 기능을 합니다. 또한 폴리페놀의 일종인 이소플라본도 함유하고 있는데, 이것은 콜레스테롤 수치와 중성지방의 수치를 떨어뜨리는 일 외에도 혈당치를 떨어뜨리는 효과가 있다고 합니다.

대두를 발효시켜 만든 낫토에는 비타민류가 풍부하게 함유되

## 적극적으로 먹으면 좋은 혈액을 깨끗하게 하는 식품

식품을 조리할 때 다음 목록을 참고해서 각 비타민을 잘 조합하고 효율적으로 섭취하도록 한다.

**• 비타민 A를 풍부하게 함유한 식품**

**고기 :** 돼지간, 닭간 등
**채소 :** 모로헤이야(이집트 원산의 녹황색 채소), 당근, 서양호박 등
**생선 :** 아귀의 간이나 게르치, 장어구이 등

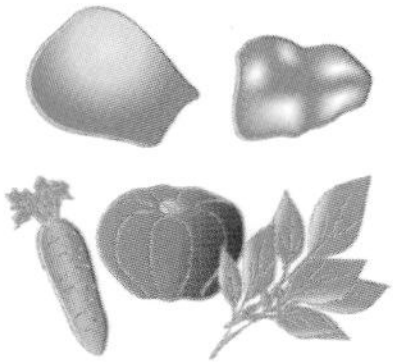

**• 비타민 C를 풍부하게 함유한 식품**

**채소 :** 유채, 빨간 피망, 양배추, 브로콜리 등
**과일 :** 감, 키위, 팔삭(귤의 한 품종) 등

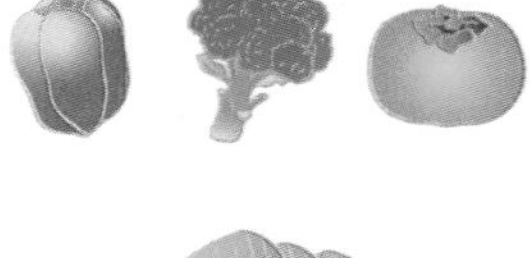

**• 비타민 E를 풍부하게 함유한 식품**

**생선 :** 연어, 장어구이, 참치 통조림, 알밴 가자미 등
**유지 :** 해바라기유, 면실유 등
**기타 :** 아몬드, 소맥배아 등

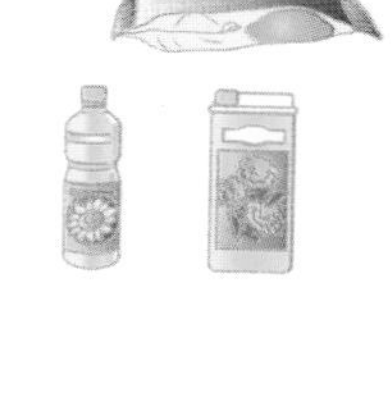

어 있습니다. 이뿐만 아니라 낫토키나제(낫토균이 발효하면서 생기는 것으로 낫토의 끈끈함의 기본이 되는 성분)라는 효소의 일종을 함유하고 있는데, 이것은 혈전을 녹이는 작용이 뛰어납니다.

이렇게 동맥경화의 예방에 도움이 되는 먹을거리를 매일의 식탁에 올리도록 합니다. 또한 수분 보급도 중요합니다. 스포츠음료는 칼로리가 높을 수 있으므로 가능하면 물을 마시도록 합니다.

## 합병증 예방을 위해 염분 줄이기

동맥경화와 당뇨병 망막증, 당뇨병 신증, 당뇨병 신경장애 등의 모세혈관장애를 예방하기 위해서는 혈당 조절뿐만 아니라 혈압 조절도 상당히 중요합니다.

고혈압은 당뇨병 환자의 약 반수에서 보이는 병상이기도 하고, 당뇨병 합병증의 발생이나 진행을 추진하는 위험한 존재이기 때문입니다.

심장은 매분 4~5L의 혈액을 끊임없이 온몸에 보내고 있는데, 혈압이란 이 혈액의 흐름 때문에 동맥벽에 가해지는 압력을 말합니다.

당뇨병일 경우 혈압은 최대혈압(수축기) 130mmHg 미만, 최소혈압(확장기) 80mmHg 미만이 좋다고 합니다만 최대혈압 140mmHg 이상, 최소혈압 90mmHg 이상이면 약물요법이 필요한 고혈압으로 진단됩니다. 혈압 조절이 필요한 사람은 반드시 전문의와 상담하도록 합니다.

고혈압의 원인으로는 식염(염화나트륨)에 함유된 나트륨의 영향을 말할 수 있는데, 이 점에 관해서는 스스로 염분을 줄이는 것으로 식생활을 개선할 수 있습니다.

**각종 식품과 조미료에 함유된 나트륨 함유량**

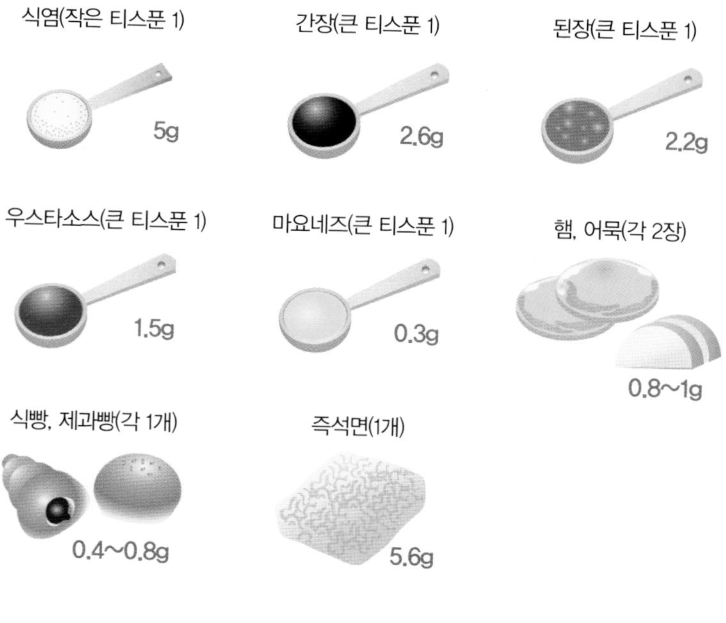

염분 섭취량은 하루 8~10g 미만이 좋은데, 이미 고혈압인 사람은 여기서 2~3g을 더 줄여야 합니다. 매일의 식단에서는 당연히 식염의 양을 줄여야 하고, 햄 등 눈에 보이지 않는 염분도 주의해야 합니다.

또한 나트륨을 배설하는 기능이 있는 칼륨이나 식이섬유가 많은 채소 350g과 과일 200g을 섭취하고, 튼튼한 혈관을 만드는 양질의 단백질 식품을 적당량 섭취해야 합니다. 각종 식품이나 조미료에 함유된 나트륨 양을 파악하고 염분을 줄이도록 합니다.

## 염분을 줄이고 맛있게 먹는 법

당뇨병 환자를 위한 식이요법은 지방분이 적은 식재료 선택, 지방을 줄이는 조리법과 더불어 설탕이나 소금 등 조미료를 줄이는 것이 중요한 포인트입니다.

설탕은 유지류와 마찬가지로 칼로리가 높기 때문에 한 번에 사용하는 양이 소량이라도 하루에 사용한 양을 계산해보면 상당한 양이 됩니다.

염분은 소금이나 간장, 된장 등의 조미료에는 물론이고 식품

그 자체에도 함유되어 있습니다. 앞에서 소개한 목표치를 엄격하게 지킨 요리는 맛이 없을 것으로 생각될 것입니다. 그것을 보완하기 위해서는 조리법에서 유지를 줄일 때 사용한 레몬즙이나 허브, 향신료 그리고 가다랑어포와 다시마로 우려낸 육수 등을 적극 이용합니다.

특히 가다랑어포와 다시마로 우려낸 육수는 요리에 깊은 맛을 더하므로 몇 가지 식재료만으로도 충분히 맛을 냅니다. 레몬즙과 허브, 향신료는 맛에 악센트가 필요할 때 활약하는 존재입니다.

이런 것들을 잘 이용하면 소재의 맛을 살린 훌륭한 식사를 즐길 수 있습니다. 먹을거리에서 이제까지와는 다른 새로운 즐거움을 찾을 수 있을 것입니다. 염분을 줄이는 생활습관은 결코 어렵지 않습니다. 초조한 마음을 버리고, 그렇다고 방심하지 말고 염분을 줄이는 일을 지속하기 바랍니다.

### 염분을 줄이는 방법

- 간장, 된장, 소금, 조미료는 조금만 사용한다.
- 가다랑어포와 다시마로 육수를 만든다.
- 기름을 잘 사용한다.
- 잘 구워서 색을 즐긴다(바닷고기는 소금 없이 굽는다).

- 햄, 소시지 등으로 요리할 때는 조미료를 많이 사용하지 않는다.
- 음식의 표면에만 간을 한다.
- 오일이 없는 드레싱이나 저칼로리 조미료를 사용한다.
- 식초와 향신료, 허브, 레몬즙, 깨소금 등 향이 좋은 것으로 포인트를 준다.

## 술과 잘 사귀는 법

술은 칼로리가 높을 뿐 아니라 당질 이외의 영양소를 거의 함유하고 있지 않기 때문에 당뇨병에는 바람직하지 않은 존재입니다. 또한 알코올은 식욕을 자극해서 자기규제를 느슨하게 하기 때문에 지킬 수 있는 식사제한도 지키지 못하게 할 가능성이 있습니다.

이러한 점에서 음주는 될 수 있는 대로 피하는 것이 좋습니다. 그렇지만 혈당치가 안정되어서 약물요법을 하지 않고, 합병증도 없는 사람에 한해서는 가끔 기분을 풀기 위해서 술을 마시는 일이 허용되는 경우도 있습니다.

사람마다 다르지만 알코올 섭취는 하루에 2단위 이내(160kcal, 맥주는 중간 크기로 1병, 정종은 1홉, 소주는 반 컵)로 해야 합니다. 1주일에 1~2번 간을 쉬게 하는 날을 정해두는 것이 이상적입니다.

혈당치가 정상인 사람이나 당뇨병 경계형 사람이라도 과음은 절대로 금물입니다. 도를 넘은 음주는 간기능장애를 일으켜서 결국엔 술을 끊어야 하는 사태가 발생합니다. 그러므로 언제나 즐거운 마음으로 적당한 음주를 즐기도록 합시다.

## 음주의 규칙

**술은 조심해야 한다. 특히 과음은 절대로 안 된다.**

- 적당한 양을 지킨다.
- 가끔은 휴식을 한다.
- 언제나 절제가 필요하다.
- 기분 좋게 즐긴다.

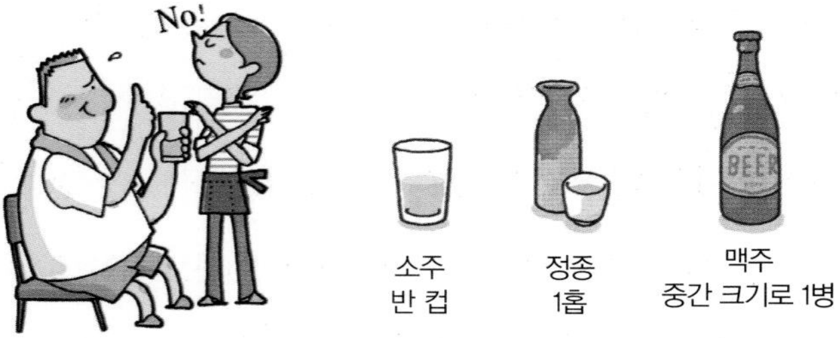


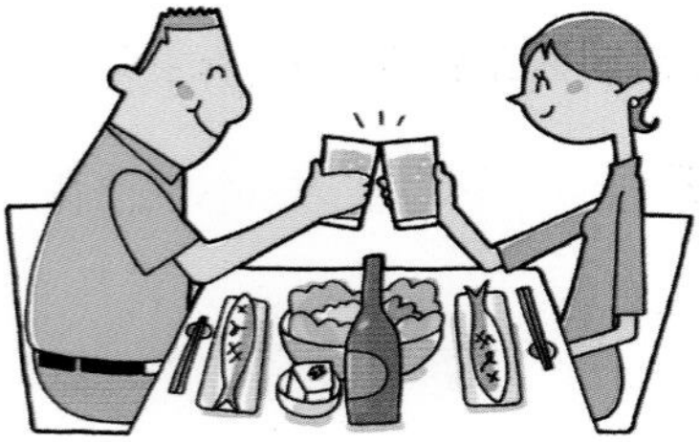

## 음주량 조절법과 안주 선택법

술을 마시는 즐거움을 잃고 싶지 않다고 생각하는 사람은 몇 가지 주의사항이 있습니다. 음주량을 줄이는 일이 어렵다고 생각하는 사람이라도 조금만 연구하면 무리 없이 줄일 수 있습니다.

예를 들면, 매일 밤 맥주를 큰 병으로 2~3병 마시는 S씨는 술을 마시고 있는 자신을 되돌아보았습니다. 그러자 정말 맛있다고 느끼면서 마시는 양은 중간 크기의 병으로 1병 정도라는 사실을 알았습니다. 그래서 그날 이후 매일 밤 마시는 양은 중간 크기의 병 하나로 정하고, 큰 병의 맥주는 사지 않았습니다.

또 한 병 더 마시고 싶을 때는, 그 시점에서 1병을 냉장고에 넣고 차가워질 때까지 기다렸다가 마시도록 했습니다. 맥주가 차가워질 때까지 기다리는 동안 자연히 마시고 싶은 마음이 사라져서 무리 없이 술을 줄이는 일에 성공했습니다.

안주로는, 술을 더 마시지 않도록 하는 것을 선택하는 것이 좋습니다. 생선요리나 두부요리, 채소요리를 권합니다. 특히 채소

### 술을 현명하게 줄이는 방법

- 술은 대량으로 사두지 않는다. 하루에 마실 양만큼만 사는 게 좋다.

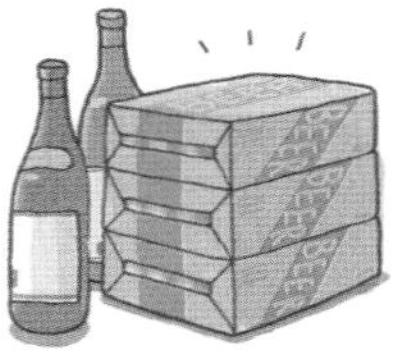

- 냉장고에 많은 맥주와 와인을 넣어두지 않는다. 하루에 마실 양만 냉장고에 넣어둔다.

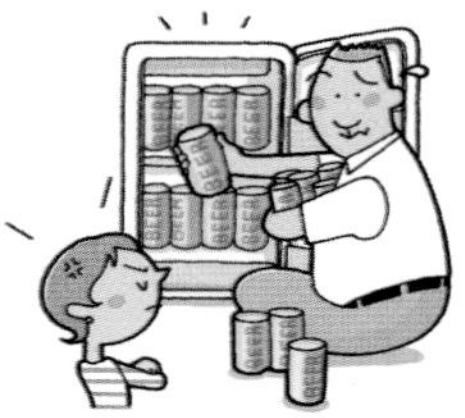

- 1병 더 마시고 싶을 때는 처음의 1병을 다 마신 다음, 다른 1병을 냉장고에 넣어서 차갑게 한다.

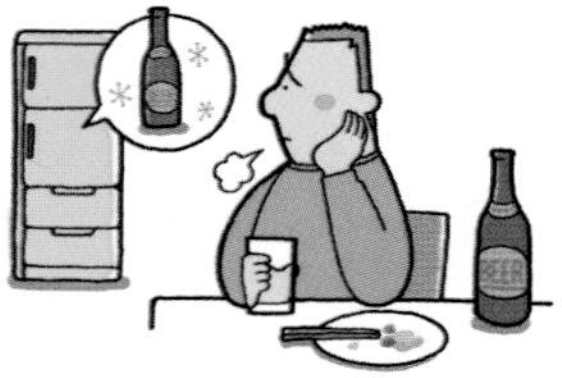

가 많이 든 냄비요리는 뜨거운 것을 천천히 먹을 수 있는 것이라 이상적입니다. 채소절임은 저에너지입니다만 염분이 많고 식욕을 증진하기 때문에 가급적 피하는 것이 좋습니다.

**식품별 주의할 점**

어묵 : 채소나 다시마 등을 많이 넣는다.

애피타이저(전채요리) : 지방과 염분에 주의한다.

꼬치구이 : 소스보다 소금을 사용한다.

생선회 : 먹을 때 간장을 너무 많이 찍지 않는다.

**이상적인 안주(저에너지 · 고단백질 식품)**

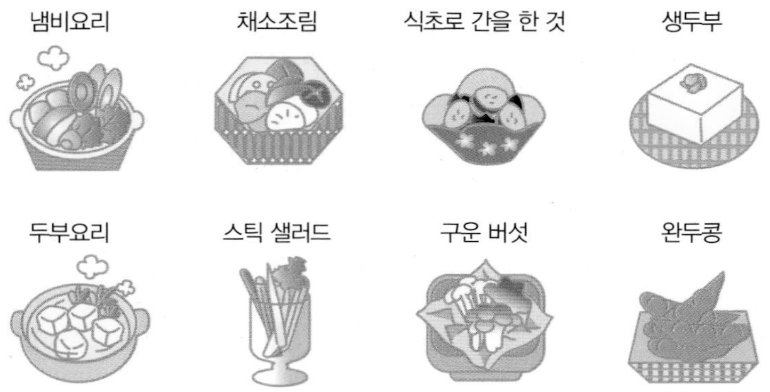

4장

# 비만 방지와 혈당 조절에 좋은 운동법

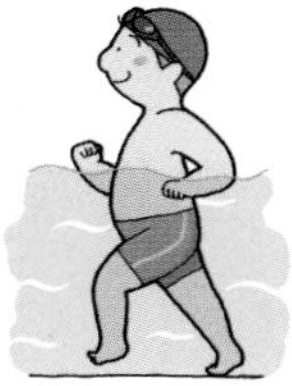

당뇨병 치료는 운동요법과 식이요법이 기본입니다. 그 이유는 무엇일까요? 이 장에서는 운동을 해서 얻을 수 있는 여러 가지 이점에 대해서 설명합니다.

# 운동은 약이다

## 운동의 효과를 체감하자

식후에 운동을 하면 장이 혈당을 흡수하는 속도가 느려져서 결과적으로 혈당의 급상승을 억제할 수 있습니다. 또한 매일매일 꾸준히 신체 트레이닝을 지속하면 인슐린의 기능이 개선된다는 연구보고가 있습니다. 인슐린 주사를 맞고 있는 사람의 경우는 주사량을 줄이는 일도 가능합니다.

운동을 한다는 것은 기초대사를 올려서 살이 잘 빠지는 몸으로 만드는 일과도 관계가 있습니다. 체지방을 줄이지 않으면 안 되는 당뇨병 환자에게는 일석이조입니다.

이제까지 몸을 움직이는 일이 어렵다고 생각한 사람도, 운동을 하고자 했지만 좀처럼 실천하지 못했던 사람도 몸을 움직이는 일은 약을 쓰는 것보다 효과가 있다는 것을 알고 노력하도록 합시다.

운동은 당뇨병의 치료와 예방에 있어서 대단히 중요한 요소입니다. 운동에 따른 급성 대사효과는, 이미 당뇨병이 발생한 사람의 경우 병의 컨트롤 상태에 따라 상당히 다릅니다. 그러나 상태가 심각하게 나쁜 사람이 아니라면 운동하는 것으로 근육에서의 포도당 이용이나 지방의 이용이 촉진되어 혈당치는 저하합니다.

장기간 신체 트레이닝을 지속하면 몸이 원래 가지고 있는 인슐린 기능이 개선되어 인슐린 주사량을 감소시킬 수도 있습니다. 그리고 혈청중성지방 수준의 저하와 HDL(좋은) 콜레스테롤 수치가 증가하는 효과 등이 있으며, 고혈압도 개선됩니다.

또한 지속적인 운동은 심폐기능과 근력을 키우므로 체력을 좋게 합니다. 무엇보다도 몸을 움직여 상쾌한 기분을 맛보는 일은 스트레스 해소에 도움이 됩니다.

이러한 효과를 꼭 체감해보기 바랍니다.

## 운동으로 혈당치를 내리자

**운동은 혈당치를 내리는 일 이외에도 여러 가지 이점이 있다.**

- 식후 운동하는 습관을 들인다.
- 운동은 약과 같은 정도의 효과가 있다.
- 운동은 근력과 심폐기능을 강화하고 원기 회복에 좋다.

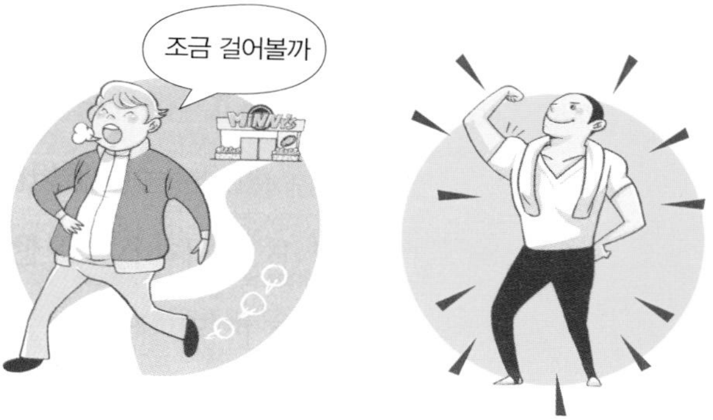


## 주 23EX의 신체활동으로 비만·당뇨병 예방하기

일본의 후생노동성이 생활습관병 예방을 위해서 출간한《건강을 위한 운동지침 2006》에서는 조용히 있을 때보다 많은 에너지를 소비하는 모든 움직임을 '신체활동'이라고 하고, 1주에 23EX(exercise)의 신체활동을 추천하고 있습니다.

일반적으로 에너지 소비량으로 이용하는 '칼로리'라는 단위 대신 EX를 사용하는 것은, 같은 내용의 신체활동이라도 체중이 늘어나면 소비칼로리도 달라진다는 점과 관계가 있습니다.

신체활동에는 체력 유지와 향상을 목표로 계획적·의도적으로 실시하는 운동과, 그 이외의 생활활동(직업활동상의 것도 포함)이 있습니다. 건강한 사람의 목표는 주 23EX 중 4EX를 운동으로 소화하는 것인데, 내장지방을 확실하게 감소시키기 위해서는 10EX나 그 이상의 운동량이 필요합니다.

식사섭취량을 바꾸지 않고 주 10EX 정도로 운동량을 증가시

**[운동] 활동내용 : 1EX에 상당하는 시간**

- 달리기, 계단 오르기
  4분

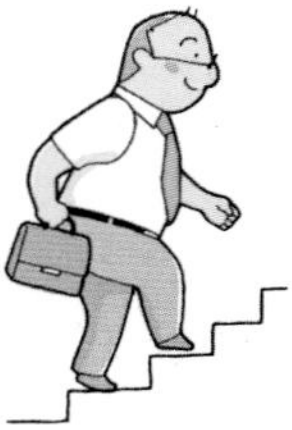

- 에어로빅
  9분

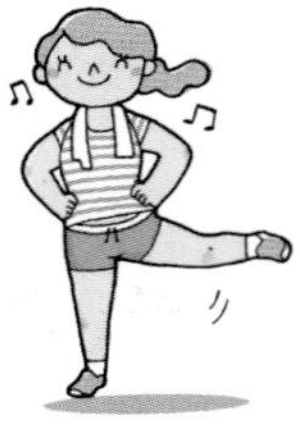

- 배드민턴
  13분

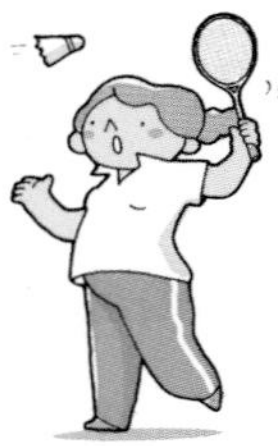

- 수중운동
  15분

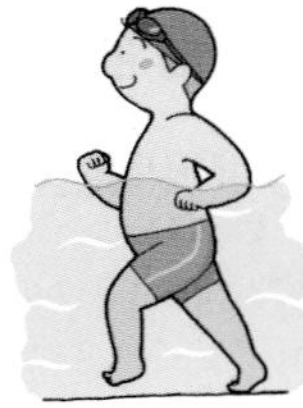

키면 한 달에 1~2% 가까이 되는 내장지방을 감소시킬 수 있습니다. 따라서 대사증후군이나 예비 대사증후군으로 생각되는 사람은 반드시 실천에 옮기어 생활화하는 것이 좋습니다.

**체중별 1EX 에너지 소비량**

- 40kg인 사람의 경우 1EX 42kcal
- 50kg인 사람의 경우 1EX 53kcal
- 60kg인 사람의 경우 1EX 63kcal
- 70kg인 사람의 경우 1EX 74kcal

**[생활활동] 활동내용 : 1EX에 상당하는 시간**

- 짐을 운반하기(위층으로)
  7분

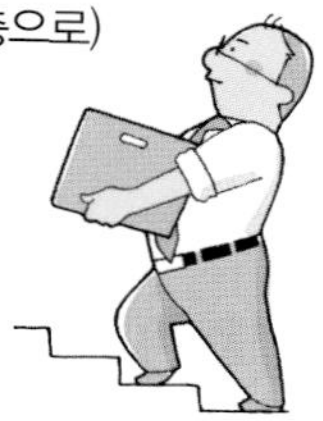

- 아이와 놀기, 애견 돌보기(걷기/달리기, 활발하게)
  12분

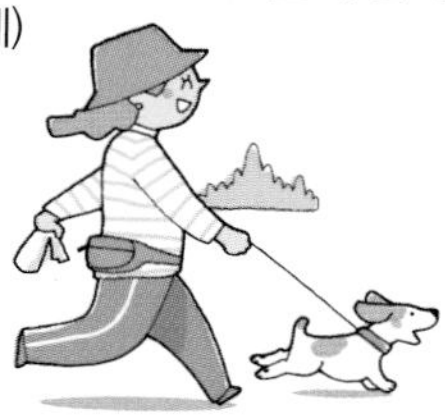

- 걸레질, 청소기 사용, 짐 꾸리기, 가벼운 짐 운반
  17분

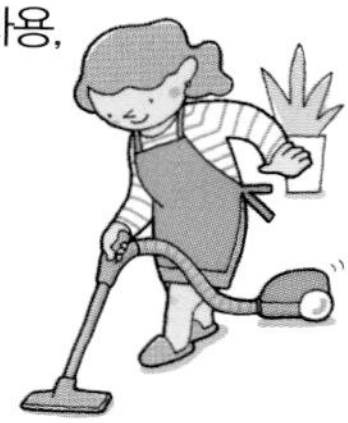

- 보통의 산보
  20분

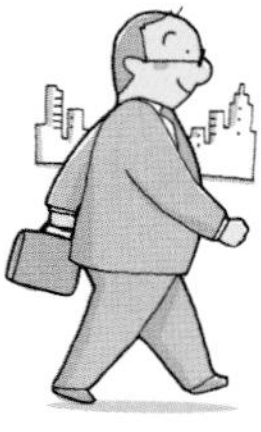

| | | |
|---|---|---|
| • 80kg인 사람의 경우 | 1EX | 84kcal |
| • 90kg인 사람의 경우 | 1EX | 95kcal |

**계산식 : 에너지 소비량(kcal) = 1.05×EX×체중**

## 혈당 조절을 위한 운동요법

당뇨병 환자에게 운동요법은 저하된 인슐린 기능을 개선해서 대사를 올리는 효과가 있기 때문에 대단히 중요합니다. 그러나 이것이 모든 병상의 사람에게 해당된다고는 할 수 없습니다. 트레이닝을 시작하기 전에는 반드시 주치의로부터 체크를 받고, 당뇨병 조절상태를 평가받기 바랍니다.

일반적으로 혈당 조절상태가 좋은 사람은 운동을 하면 급성 대사효과가 좋은 방향으로 나타나 혈당치가 내려갑니다. 그러나 조절상태가 극히 좋지 않은 사람은, 이를테면 공복혈당이 250mg/dl 이상이면서 케톤체 양성인 경우, 혹은 케톤체 음성이면서 공복혈당이 300mg/dl 이상인 경우는 운동 후에 혈당치가 올라가서 당뇨병성 대사이상이 나빠질 우려가 있으니 주의해야 합니다.

또한 운동의 강도에도 주의할 필요가 있습니다. 운동의 강도가 다음에 제시한 표의 '중간 정도' 이하인 경우에는 근육의 에너지원으로 당질과 지질 양쪽이 이용됩니다. 그러나 운동의 강도가 높아짐에 따라 당질의 이용비율이 증대해서 최대강도에서는 당질만 에너지원이 되고 지질은 이용되지 않습니다. 강한 운동에서는 글루카곤과 같은 혈당을 상승시키는 호르몬도 분비되기 때문에 되도록 피하는 것이 좋습니다.

**운동에 따른 에너지 소비의 기준**

| 운동의 강도 | 1단위당(80kcal) 소비하는 시간 | 운동의 종류 |
|---|---|---|
| 대단히 가볍다 | 30분 정도 | 산보, 가사(세탁, 청소), 체조(가볍게), 승차(전철, 버스), 밥하기 |
| 가볍다 | 20분 정도 | 속보, 입욕, 계단 내려가기, 자전거(평지), 맨손체조, 골프 |
| 중간 정도 | 10분 정도 | 조깅(가볍게), 계단 오르기, 자전거(비탈길), 테니스(연습) |
| 강하다 | 5분 정도 | 마라톤, 줄넘기, 농구, 수영(평영), 검도 |

인슐린 기능을 개선하는 등 당뇨병에 유익하다고 생각되는 운동효과는 운동 후 3일 이내에 저하하고 1주 후에 소실합니다. 그러므로 어쩌다 생각이 나서 열심히 심한 운동을 하는 것은 아무

런 의미가 없을 뿐 아니라 오히려 몸에 나쁜 영향을 미칠 수도 있습니다.

속보, 조깅, 맨손체조, 수영 등 중간 정도의 운동을 하루에 10~30분, 한 주에 3번 이상 하는 것이 이상적입니다.

# 당뇨병에 효과적인 운동

## 운동의 건강효과

당뇨병 환자나 당뇨 예비군인 사람이 운동으로 얻을 수 있는 건강효과는 이루 말할 수 없을 정도입니다. 먼저 운동의 건강효과에 대해서 알아보겠습니다.

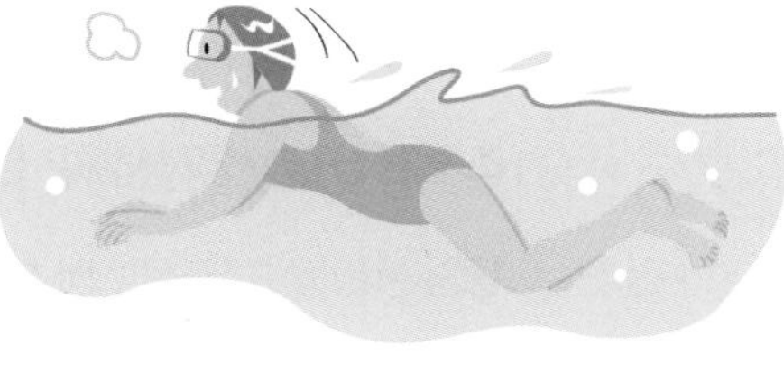

## 건강에 좋은 운동 포인트

**좋은 효과를 이렇게 많이 얻을 수 있다.**

### 운동으로 기대할 수 있는 7가지 효과

1. 운동의 급성효과로는 포도당, 지방산의 이용이 촉진되어 혈당이 떨어진다.
2. 운동의 만성효과로는 인슐린 기능이 좋아진다.
3. 에너지 소비량을 늘리기 위해서 감량효과를 기대할 수 있다.
4. 노화와 운동 부족으로 근육이 위축되는 것을 막고, 근력을 키워준다.
5. 고혈압이나 고지혈증의 개선에 도움이 된다.
6. 심폐기능이 좋아지고 체력이 좋아진다.
7. 기분이 좋아지고 스트레스가 해소되어 삶의 질이 높아진다.

### 효과가 좋은 운동은 '유산소운동'

유산소운동이란 충분한 호흡을 하면서 가볍게 땀을 흘릴 정도의 운동을 말한다. 전신근육을 사용하고 숨이 차지 않을 정도의 운동을 하기 때문에 몸에 큰 부담을 주지 않고 어느 정도의 시간 동안 지속할 수 있다는 특징이 있다.

• 산보

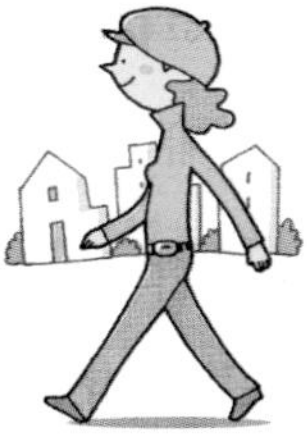

• 조깅

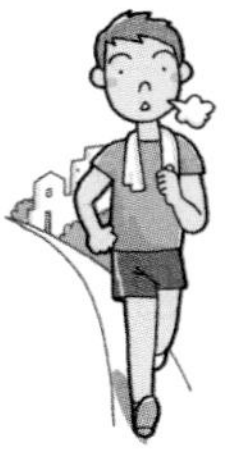

• 맨손체조

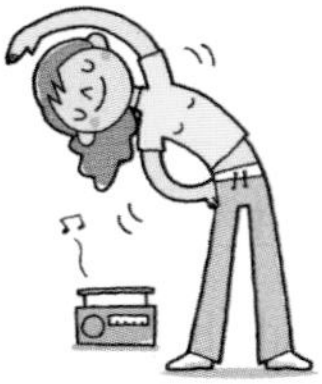

• 자전거

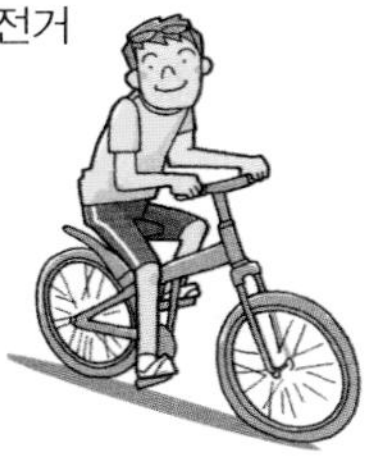

• 수영

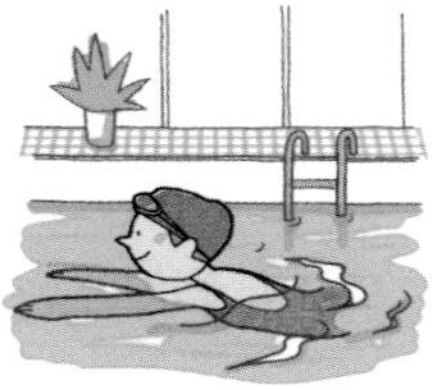

### 근육을 키우려면 '무산소운동'

무산소운동이란 에너지를 산출하는 데 산소를 필요로 하지 않는 운동이다. 당뇨병 환자는 유산소운동이 기본이지만, 비만인 사람은 체지방이 많을 뿐만 아니라 근육도 느슨해진 경우가 많다. 느슨해진 근육을 긴장시키기 위해서는 무산소운동이 효과적이다.

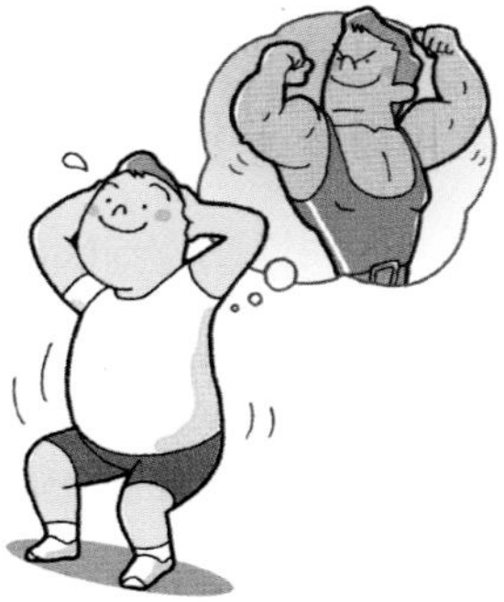

## 언제 어디서나 쉽게 할 수 있는 걷기운동

운동할 시간을 좀처럼 만들 수 없는 사람이 많이 있습니다. 이러한 경우에 권장할 수 있는 것이 바로 걷기입니다. 걷기라면 누구라도 바로 할 수 있습니다. 걷기운동을 하는 것으로 얻을 수 있는 이점은 어떤 것이 있을까요?

먼저 심폐기능 향상입니다. 인간에게 가장 기본적인 걷기라는 운동은 심장과 폐의 기능을 안전하게, 또한 효과적으로 향상시킵니다.

다음으로는 혈액순환 촉진을 들 수 있습니다. 근육은 심장으로 혈액을 보내는 펌프와 같은 기능을 합니다. 운동으로 근육의 기능이 좋아지면 전신의 혈액순환도 순조롭게 이루어집니다.

걷기운동을 지속하면 스태미너(지구력) 향상도 기대할 수 있습니다. 적당한 운동은 자율신경을 조정해서 우울한 마음을 없애주고, 스트레스에 강해지는 효과도 있습니다. 운동의 자극으로 골조직 대사가 촉진되어 뼈가 튼튼해지는 이점도 있습니다.

무엇보다 당뇨병 환자에게 가장 매력적인 효과는 '콜레스테롤 감소'와 '효율적인 지방 연소'입니다. 한마디로 걷는다고 하지만, 그냥 아무런 생각 없이 걷는 것과 속보를 하는 것은 운동의 세기와 질, 소비하는 칼로리 등에 차이가 있습니다. 건강에 도움이 되는 걷기는 '무리는 하지 않지만 조금은 땀이 나는 정도'가 적당합니다.

운동의 강도는 심박수로 알 수 있습니다. 건강이 목적이라면 심박수가 1분에 110박 전후가 되도록 합니다. 힘들지도 그렇다고 편하지도 않은, '조금 힘들다' 정도의 속도로 걷는 것이 안전하고 효과적인 속도라고 할 수 있습니다. 또한 걷는 데는 사람에 따라 독특한 습관이 있습니다. 뼈나 근육에 부담이 되는 걸음은 운동효과도 없을 뿐 아니라, 통증이나 피로를 만드는 원인이 됩니다. 다음에서 설명하는 바른 자세를 익혀서 쾌적한 걷기운동을 즐기도록 합시다.

### 생활에 걷기운동을 도입하는 비결

지하철역 한 구간을 걸어서 이동하는 등 걸을 수 있는 기회를 조금씩 늘려가자.

### 이상적인 걷기운동

포인트를 의식하고 바르게 걷는다.

운동화를 신을 때의 포인트

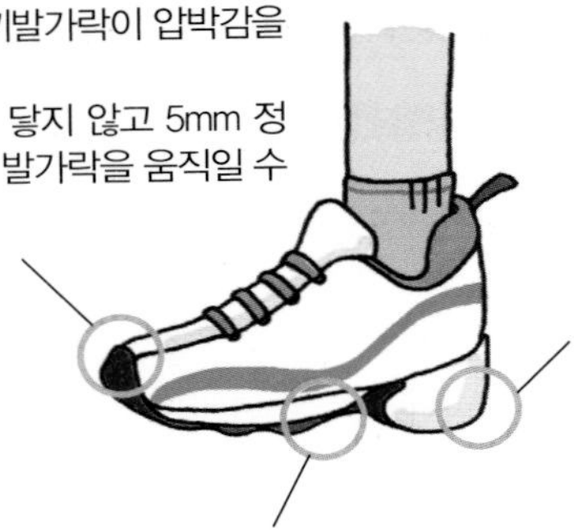


**걷기에 편한 신발을 선택하자**

걷기의 즐거움은 신발에 따라 정해진다고 해도 과언이 아니다. 자신의 사이즈에 맞지 않는 구두를 신고 걸으면 구두에 쓸린 상처가 생기고 굳은살이 생기기도 한다. 게다가 자세가 나빠지고 다리와 허리, 무릎을 상하게 할 가능성도 있다. 먼저 자신의 발에 맞는 신발을 한 켤레 마련하기 바란다.

## 올바른 걷기운동 방법

### ① 워킹 자세의 기본은 서 있는 자세

머리 정수리를 위에서 가는 실로 당긴다는 이미지를 가지고 자세를 똑바로 세운다. 어깨는 가볍게 풀고 시선은 먼 곳을 바라본다. 가볍게 턱을 당기고 복근과 배근 양쪽에서 등뼈를 지탱한다는 의식을 가진다.

② 보폭

보폭의 기준은 '신장 – 100'이다. 예를 들어 신장이 160cm인 사람의 이상 보폭은 60cm이다. 다리를 크게 벌리고 리드미컬하게 걸으면 하반신 근육을 보다 잘 쓸 수 있어서 운동효과가 상승한다.

③ 팔을 흔들면서 걷기

팔을 크게 흔들면 탄력이 생겨서 힘차게 걸을 수 있다. 이때 팔은 직각으로 굽히고 주먹을 가볍게 쥔다. 팔이 앞으로 올 때는 손목이 가슴부위까지 올라오도록 하고, 뒤로 갈 때는 팔꿈치의 각도를 그대로 유지하고 뒤로 당기는 느낌으로 가슴을 편다.

④ 발을 옮기는 방법

발끝은 안쪽이나 바깥쪽으로 나가지 않도록 하고, 진행방향을 향해서 똑바로 향하도록 한다. 뒤에 있는 발의 발끝으로 땅을 차고 그 반동으로 허리가 앞으로 밀려나올 때, 동시에 앞의 발이 발뒤꿈치부터 착지하는 이미지를 가지고 걷는다.

⑤ 체중 이동

발뒤꿈치로 착지하고 발끝으로 차는 흐름이 기본이다. 발뒤꿈치에서 발의 바깥쪽, 새끼발가락이 붙어있는 부위, 엄지발가락으로 체중이 이동하는 것을 의식하면서 땅을 힘차게 내딛는다. 엄지발가락까지 체중 이동을 하지 않고 새끼발가락 부위에서 내딛으면 빨리 피곤해지고 다리와 허리를 상하게 하는 원인이 되기도 한다.

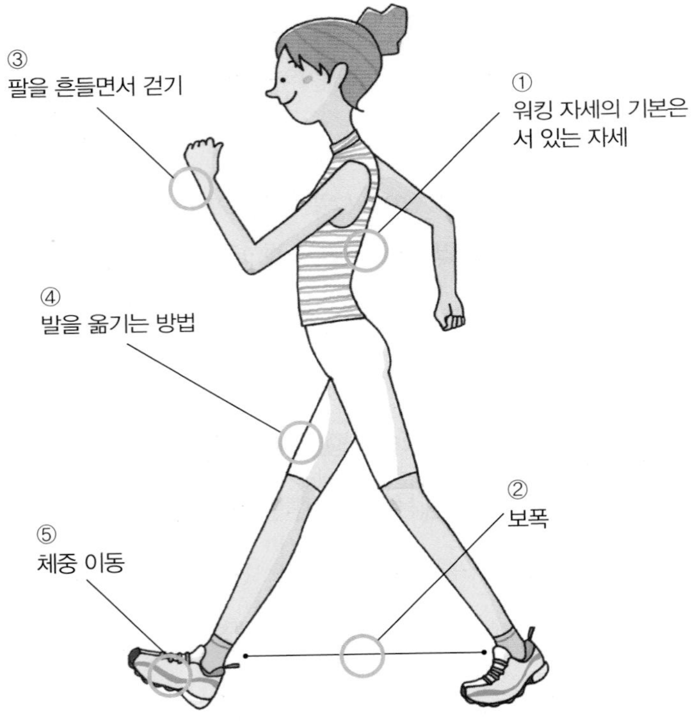

## 근력을 키워주는 무산소운동

무산소운동은 한마디로 근육에 부담을 주는 운동으로 엎드려 팔굽혀펴기, 윗몸일으키기 등 일반적으로 근육 트레이닝이라고 불리는 부류입니다. 근력을 키우기 위한 무산소운동을 시작할 때는 쉽고 큰 효과를 기대할 수 있는 스쿼트(squat)가 유효합니다.

스쿼트는 웅크렸다가 일어서는 동작을 천천히 반복하는 것인데, 몸에서 가장 큰 근육인 대퇴사두근을 단련하는 운동입니다. 발목 등 하반신 강화에 가장 효과가 있는 운동으로 운동선수들이 많이 하는 동작 중 하나입니다.

바른 방법을 익히면 무릎 등을 상하게 하는 일은 없으나, 만약 무릎이나 허리가 아플 때는 무리하지 않기를 바랍니다. 대신 의자에서 천천히 일어섰다가 천천히 앉는 동작을 반복합니다. 물론 통증을 느끼지 않을 정도로 합니다.

몸이 안정되지 않고 흔들리는 사람은 양손을 머리 뒤나 가슴 앞에서 잡지 말고 의자 등받이를 잡습니다. 너무 깊게 웅크리면 일어설 때 무릎과 허리에 부담이 가기 때문에 주의합니다.

스쿼트 이외에도 엎드려 팔굽혀펴기, 손바닥밀기, 팔당기기, 윗몸일으키기, 다리올리기 등이 좋은 무산소운동으로 알려져 있습니다. 하나씩 그 자세와 효과 그리고 주의할 점을 충분히 이해하고 천천히 하도록 합니다.

### 스쿼트

**호흡과 자세를 의식하면서 천천히 실시하도록 한다.**

1. 양발을 어깨폭 정도로 벌리고 발가락 끝은 조금 바깥쪽으로 향하게 한다. 허리를 똑바로 펴고, 양팔은 머리 뒤에서 잡는다. 팔이 올라가지 않는 사람은 가슴 앞에서 잡거나, 엉덩이에 손을 올려도 된다.
2. 숨을 들이마시면서 천천히 무릎을 굽히고 엉덩이를 내린다.

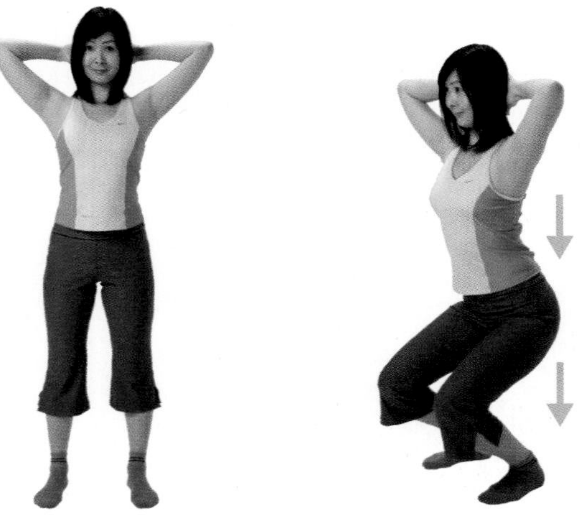

시선은 앞을 보고, 등은 똑바로 펴고, 엉덩이를 뒤로 내민다.

3. 넓적다리가 바닥과 수평이 될 정도로 웅크린다.
4. 숨을 내뱉으면서 처음과 같은 속도로 천천히 다리를 펴고 원래의 자세로 돌아간다. 이것을 5~30번 반복한다.

엎드려 팔굽혀펴기는 자신의 체중을 온통 팔에 싣는 것이므로 체력이 약한 사람에게는 조금 어려운 운동입니다. 그러므로 무릎을 바닥에 붙여서 팔에 실리는 무게를 줄입니다. 단련되는 근육은 양팔의 간격에 따라 달라집니다. 양팔을 넓게 벌리면 가슴근육인 대흉근이 단련되고, 양팔의 폭을 좁게 하면 팔근육인 상완삼두근이 단련됩니다.

### 엎드려 팔굽혀펴기

**무리하지 말고 자신의 체력에 맞게 한다.**

1. 무릎과 양손을 바닥에 내리고 체중을 지탱한다. 양팔은 어깨넓이보다 조금 넓은 정도로 한다.
2. 숨을 들이마시면서 팔을 굽히고, 가슴을 바닥으로 내린다.

얼굴을 들고 시선은 바닥이 아니라 전방을 본다.

3. 숨을 내뱉으면서 팔을 펴고 원래의 자세로 돌아간다. 이 운동을 10~30번 반복한다.

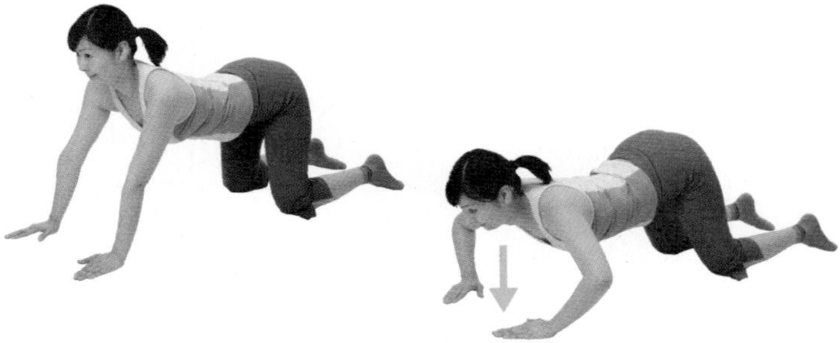

엎드려 팔굽혀펴기가 힘들어서 할 수 없는 사람은 의자나 벽을 이용하는 방법도 있습니다. 다만, 의자를 이용할 경우에는 의자가 움직이거나 쓰러지지 않도록 주의합니다.

## 의자를 이용할 경우

1. 양손을 의자에 올린다. 어깨너비와 같거나 조금 좁게 벌린다.
2. 숨을 들이마시면서 가슴이 의자에 닿을 때까지 팔을 굽힌다. 이때 얼굴은 올리고 시선은 앞으로 한다.

3. 숨을 내뱉으면서 팔을 펴고 원래의 자세로 되돌아온다. 이 운동을 10~20번 반복한다.

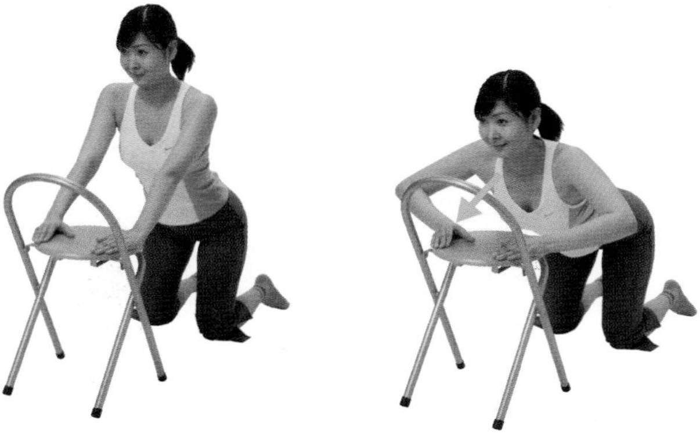

손바닥밀기는 어깨의 삼각근, 팔의 상완삼두근, 가슴의 대흉근 이렇게 상반신 3개의 근육을 단련할 수 있는 운동입니다. 그리고 팔당기기는 삼각근과 상완삼두근에 승모근까지 단련할 수 있는 운동입니다. 어디에서라도 비교적 단시간에 할 수 있는 운동이므로 함께 해보는 것이 좋습니다.

## 손바닥밀기와 팔당기기

언제 어디서나 간단하게 할 수 있는 운동이다.

**손바닥밀기**

1. 양손바닥을 가슴 앞에서 모으고 합장의 자세를 취한다.
2. 손바닥을 10~15초간 세게 민다. 이때 호흡은 멈추지 않는다.
3. 손바닥을 떼지 않고 힘을 뺀다. 이 운동을 10번 반복한다.

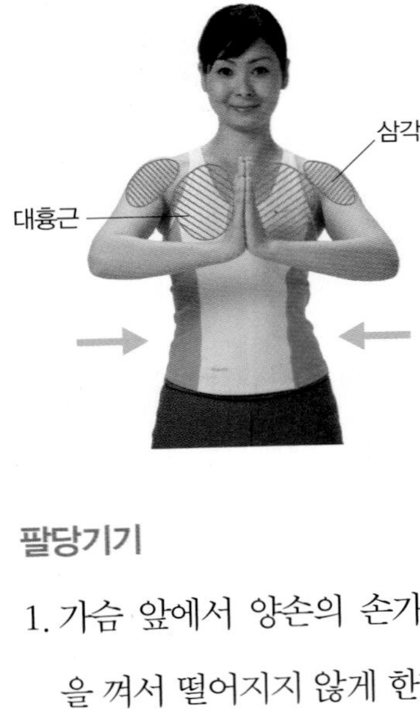


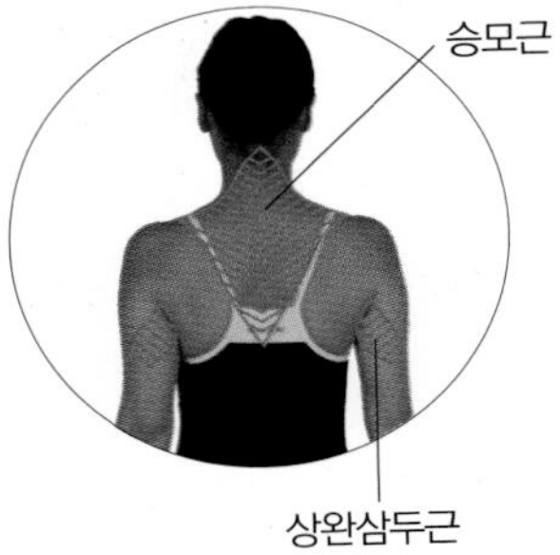


**팔당기기**

1. 가슴 앞에서 양손의 손가락을 껴서 떨어지지 않게 한다.
2. 그 자세에서 좌우로 강하게 10~15초 동안 당긴다. 이때 호흡은 멈추지 않는다.
3. 좌우의 손의 위치를 바꾸고,

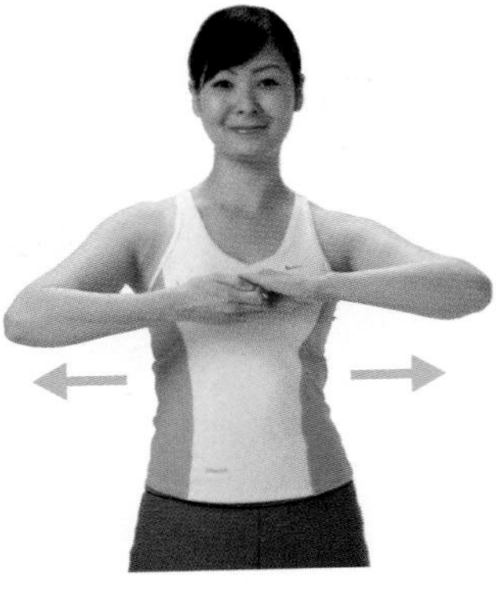

2와 마찬가지로 10~15초 동안 당긴다. 이 운동을 10번 반복한다.

윗몸일으키기는 복근을 단련하는 무산소운동입니다. 바른 자세를 유지하고, 복부의 지방을 제거하는 데 효과가 있습니다.

## 윗몸일으키기

**꾸준히 근육을 단련해서 이상적인 체형을 만들자.**

1. 무릎을 90도로 굽히고 바닥에 누워서 양손을 머리 뒤로 가지고 간다. 그 위치까지 팔이 올라가지 않는 사람은 팔을 허

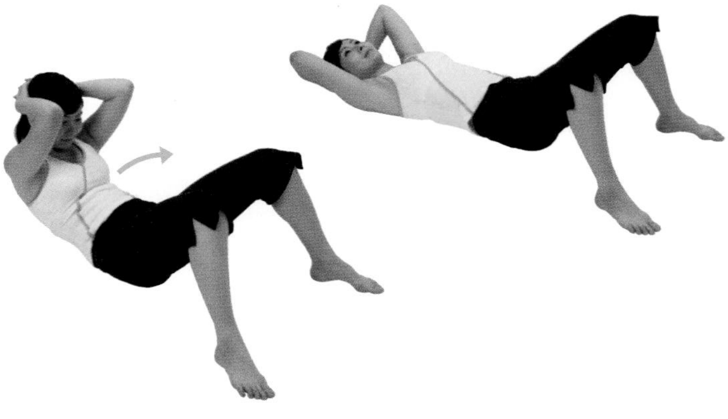

벅지 위에 둔다.

2. 숨을 내뱉으면서 등을 굽히고 윗몸을 일으킨다. 상체를 조금 굽히는 정도로 충분하고, 시선은 배꼽을 향하도록 한다.
3. 숨을 다 내뱉으면 숨을 들이마시면서 몸을 천천히 원래의 자세로 되돌린다. 이 운동을 10~20번 반복한다.

다리올리기는 복근의 아랫부분을 단련하는 운동입니다. 윗몸일으키기와 함께 실시하면 좋습니다.

### 다리올리기

**누워서 하는 것이므로 잠자기 전에 해도 좋다.**

1. 무릎을 90도 굽힌 상태로 바닥에 눕는다. 손은 바닥 위에 자연스럽게 둔다.
2. 넓적다리를 가슴까지 당긴다. 이때 너무 세게 하지 않는다.
3. 양다리를 위로 똑바로 천천히 올린다.
4. 다리를 2의 위치로 되돌린 다음, 원래의 위치로 천천히 되돌아온다. 이 운동을 10~20번 반복한다.

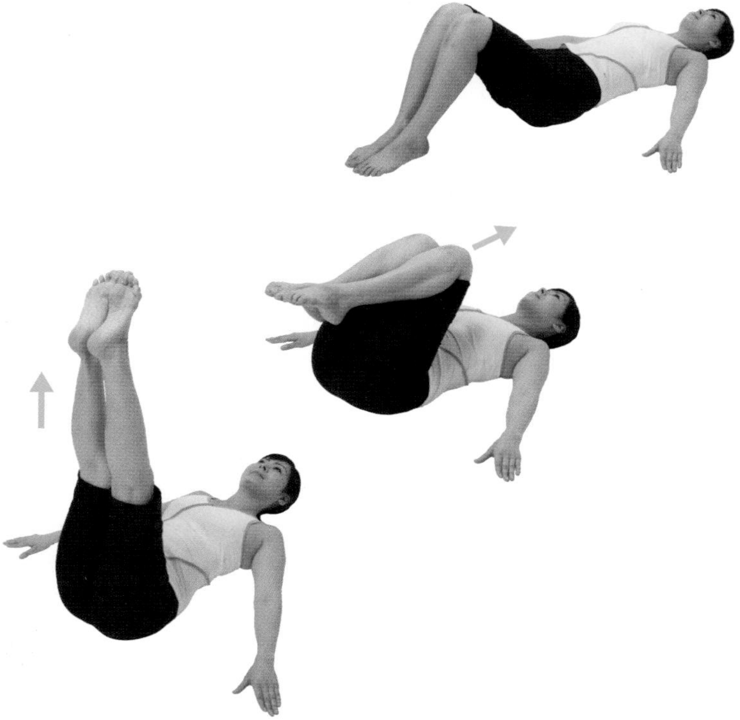

## 통근시간에 할 수 있는 틈새운동

아침에 집에서 역까지 향하는 통근시간은 걷기운동을 할 수 있는 절호의 기회입니다. 지하철역 한 구간, 버스 정류장 한 구간을 걷는다면 매일 10~15분 유산소운동을 할 수 있습니다. 물론

역이나 회사에서는 에스컬레이터나 엘리베이터 대신 계단을 이용합니다.

그러나 이것만으로 부족하다고 느끼는 사람은 통근 지하철 안에서도 운동을 합니다. 짧은 시간이라도 운동을 할 수 있는 절호의 기회이니만큼 유용하게 활용하도록 하세요. 예를 들면 발끝세우기는 다리의 부기를 해소하고 근육을 긴장시키는 효과가 있습니다.

## 발끝세우기

**통근시간을 활용해서 할 수 있는 운동이다.**

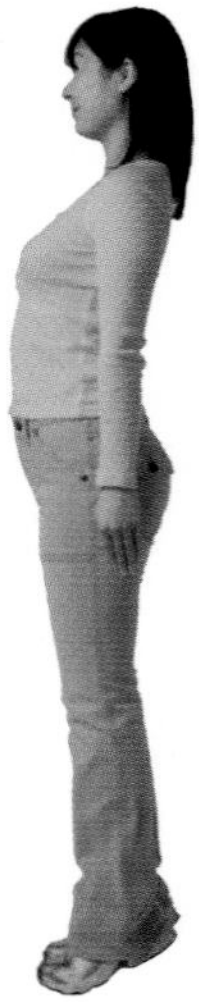

1. 어깨너비 정도로 가볍게 다리를 벌리고 똑바로 선다.
2. 발뒤꿈치를 들고 10초간 의식적으로 엄지발가락 가까이의 볼록한 부분으로 서도록 한다.

'문 부근에서 상반신 앞뒤로 기울이기'는 지하철문 부근의 벽면을 이용해서 다리와 복근을 단련하는 운동입니다. 단, 차내가 혼잡할 때는 하지 않습니다. 다른 사람에게 피해가 가지 않는 선에서 하기 바랍니다.

## 문 부근에서 상반신 앞뒤로 기울이기

**다리와 복근을 의식하면서 해보자.**

1. 문 가까이에 서서 벽에 손을 대고 복근에 힘을 넣으면서 천천히 상반신을 앞으로 기울인다.

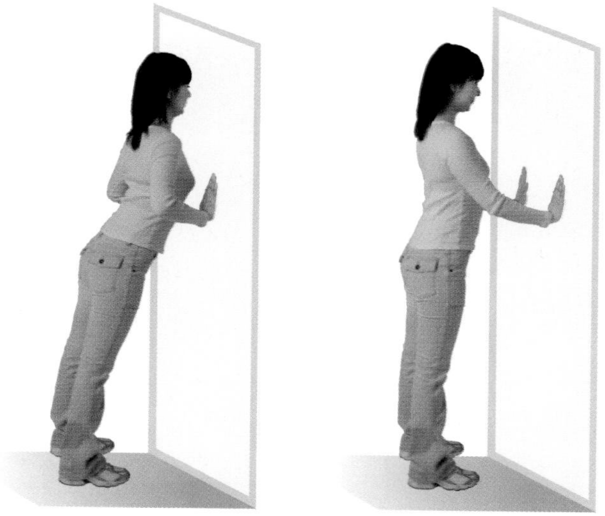

2. 얼굴이 벽 가까이에 접했을 때, 팔 힘을 사용하지 않고 다리와 복근의 힘으로 원래의 자세로 돌아온다.

'손잡이 잡고 양팔당기기'는 팔에서 어깨 부위, 그리고 복부의 근육을 단련하는 운동입니다.

## 손잡이 잡고 양팔당기기

**자연스러운 자세로 팔, 어깨, 복근을 단련한다.**

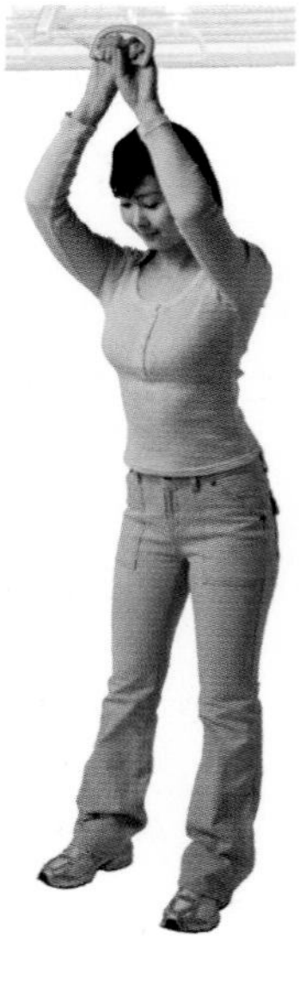

1. 양팔로 손잡이를 잡고, 아래로 당기듯이 힘을 가한다.
2. 복근에 힘을 주고 배꼽부위를 바라본다.

## 집안일을 하면서 할 수 있는 운동

집에만 있는 사람이라도 잘 연구하면 운동의 기회는 얼마든지 있습니다. 특히 주목하고 싶은 것은 집안일을 하면서 할 수 있는 운동입니다.

바지런히 몸을 움직이기만 해도 의외로 많은 에너지를 소비합니다. 조금만 신경 쓰면 보다 큰 운동효과를 얻을 수 있습니다. 건강을 위한 절호의 기회가 주변에 있다는 생각을 가지고 즐기면서 하기 바랍니다.

'창 닦으면서 균형 잡기'는 팔, 다리, 허리 등 온몸의 근육을 단련하는 운동입니다. 균형을 잘 잡지 못할 때는 창을 다른 한 손으로 잡습니다. 간단하게 할 수 있는 장소에서는 축이 되는 다리 밑에 담요를 깔고 불안정한 상태를 만들어서 부담을 주는 것으로 소비에너지를 올립니다.

### 창 닦으면서 균형 잡기

**몸짓을 크게 해서 전신의 근육을 단련한다.**

1. 왼발로 서서 오른발을 잡고 균형을 잡는다.

2. 왼손으로 위에서 아래 방향으로 창을 닦는다.

3. 창 아랫부분을 닦을 때는 오른발을 떼고 균형을 잡는다.

4. 아래까지 다 닦으면 축이 되는 발과 손을 바꾸어서 같은 일을 반복한다.

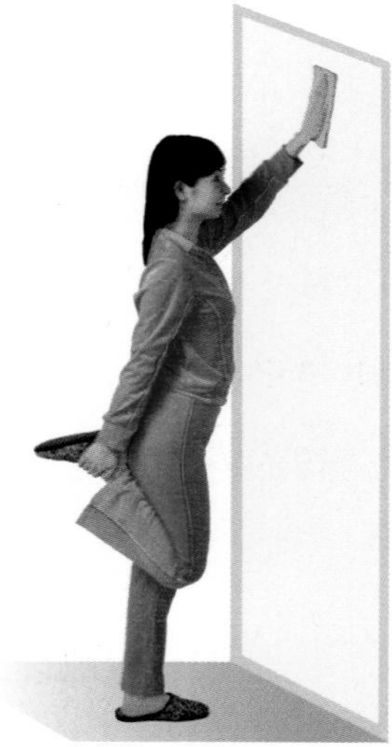

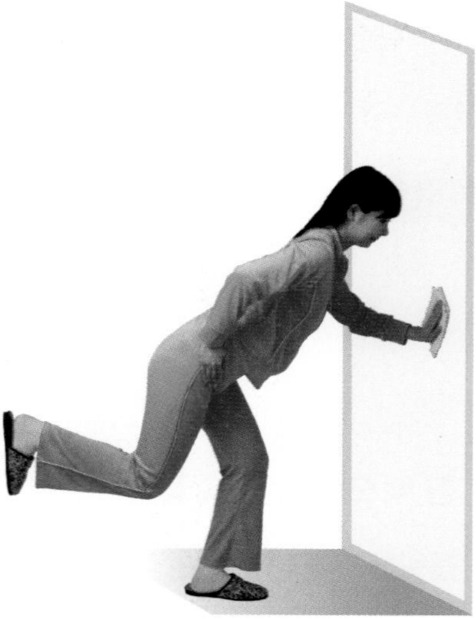

'쇼핑 가방 트레이닝'은 쇼핑을 하고 돌아오는 길에 짐이 든 가방을 아령 대신 들고 상반신과 팔 근육을 단련하는 운동입니다.

## 쇼핑 가방 트레이닝

**무거운 가방을 아령 대신 유용하게 활용한다.**

1. 가방의 무게에 기울어지지 않도록 신경을 쓰고, 다리를 쭉 뻗고 상체를 똑바로 세워서 걷는다.
2. 횡단보도에서 신호를 기다릴 때는 팔을 90도로 굽히고 손바닥을 위로 보게 한 다음 가방의 무게를 지탱한다.

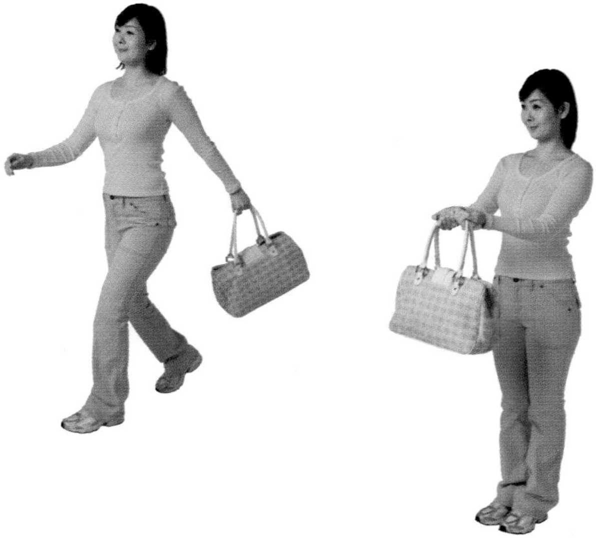

# 텔레비전을 보면서 할 수 있는 운동

여기서는 편안한 시간에 텔레비전을 보면서 간단하게 할 수 있는 스트레칭 방법을 소개합니다.

## 넓적다리와 발등 펴기

**힘을 빼고 천천히 스트레칭한다.**

### 넓적다리 펴기

1. 바닥에 앉아서 양발을 앞으로 곧게 뻗는다.
2. 오른쪽 다리를 굽히고 발끝은 똑바로 뻗은 채 왼쪽 허벅지 위로 올린다.
3. 굽힌 오른쪽 다리의 무릎에 오른손을 얹고 아래쪽으로 천천히 누른다. 이때 왼손은 오른발의 발끝을 잡고 발등이 잘 뻗도록 몸쪽으로 당긴다. 이 운동을 왼쪽, 오른쪽 각각 10초간, 2~3번 반복한다.

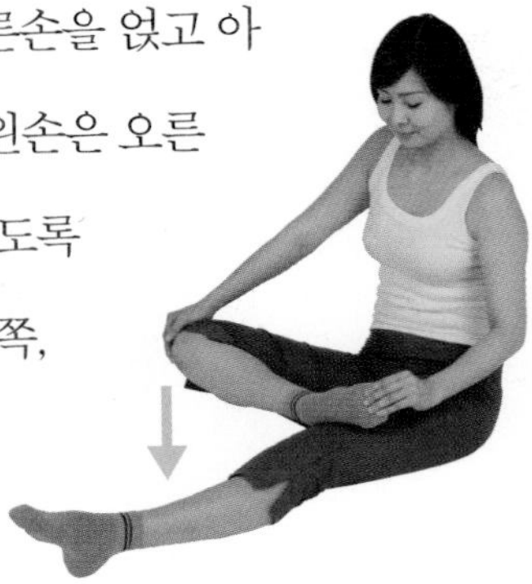

발등 펴기

1. 양다리를 뻗고 앉은 다음, 한쪽다리를 바깥쪽으로 굽히고 넓적다리에 붙인다.
2. 숨을 내뱉으면서 상체를 뒤로 눕힌다. 양 팔꿈치를 바닥에 붙이고 10초간 정지한다. 왼쪽, 오른쪽 다리를 각각 1~3번 반복한다.

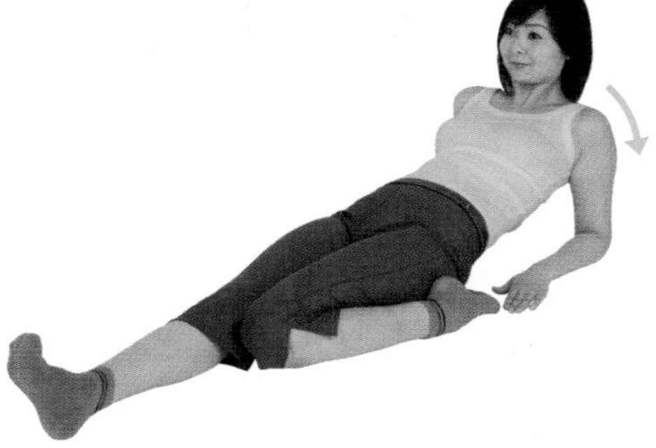

일과를 마치고 돌아와서 오늘은 더 이상 아무것도 못할 것 같은 기분이 들 때라도 스트레칭만큼은 쉽게 할 수 있습니다.

## 가슴 스트레칭

**몸뿐만 아니라 마음도 상쾌하게 만드는 운동이다.**

1. 바닥에 앉아서 손은 편안하게 내린다. 다리는 조금 벌리고 무릎을 가볍게 굽힌다.

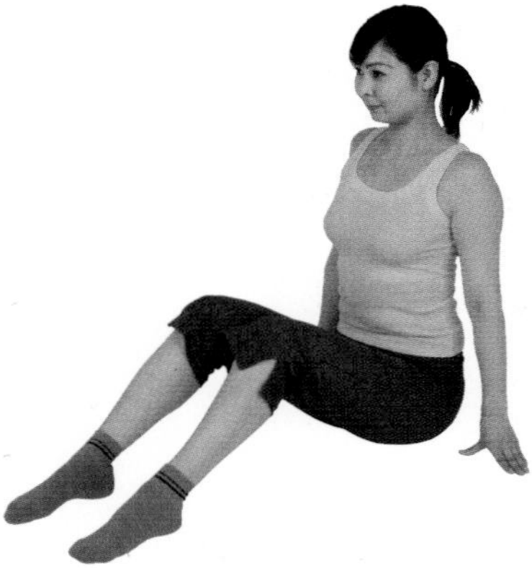

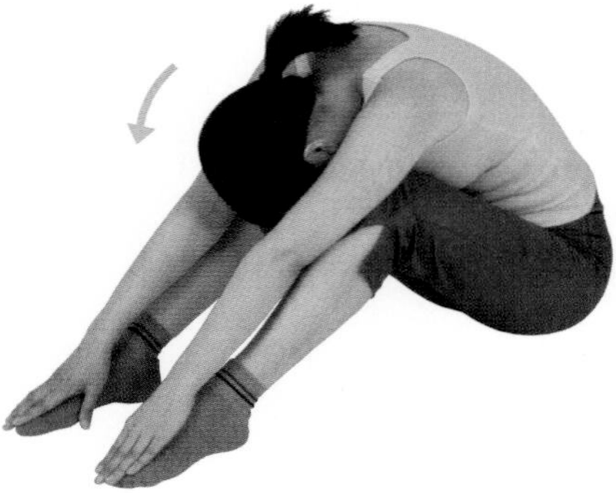

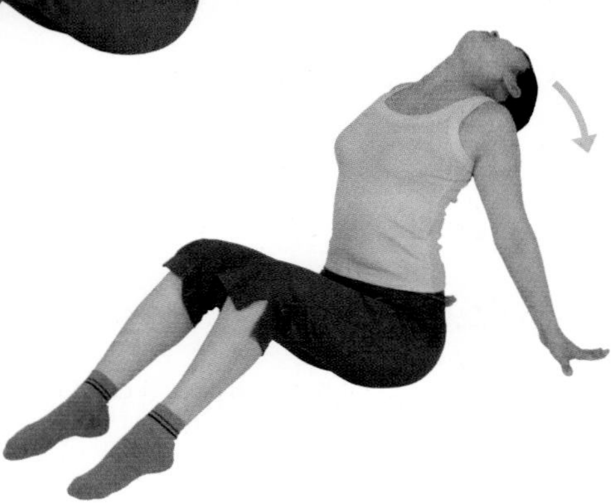

2. 숨을 내뱉으면서 4초간 상체를 앞으로 구부리고 머리를 양 무릎 사이에 파묻은 다음 순간 숨을 멈춘다. 다시 원래의 자세로 되돌아온다.
3. 양팔을 허리 뒤에 두고 숨을 들이마시면서 4초간 가슴을 크게 연다. 양손으로 바닥을 세게 밀면 효과가 갑절로 증가한다. 이 운동을 3번 반복한다.

많은 현대인들이 어깨와 목의 결림이나 통증으로 고통받고 있습니다. 이 스트레칭은 어깨와 목의 움직임을 부드럽게 해서 시원하게 풀어줍니다.

## 목운동

**여유롭고 느긋한 리듬으로 한다.**

1. 바닥이나 소파에 편안하게 앉아서 어깨와 팔의 힘을 뺀다.
2. 편안한 상태에서 천천히 호흡을 하며 목을 돌린다(기준은 한 번 돌리는 데 8초간). 이때 목이 움츠러지지 않도록 주의한다. 이 운동을 좌우 각 3번 반복한다.

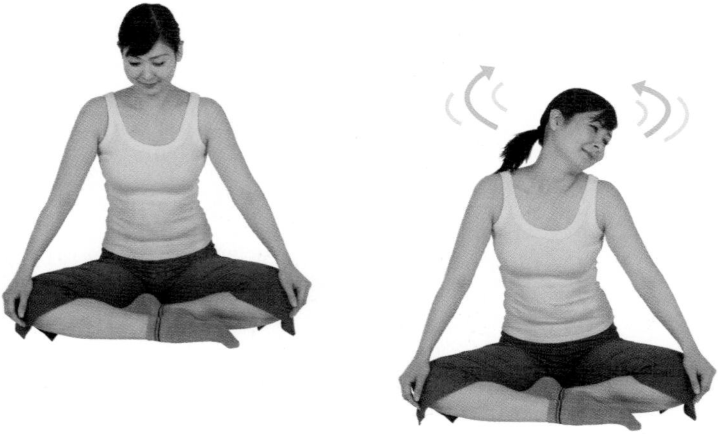

'허리 비틀기'는 허리, 등, 옆구리의 근육을 효과적으로 스트레칭하고 뻐근해지기 쉬운 허리 주변의 근육을 풀어줍니다. 요통을 예방하는 효과도 있습니다.

## 허리 비틀기

**셰이프업만이 아니라 요통 예방에도 효과적인 운동이다.**

1. 바닥에 앉아서 양다리를 앞으로 뻗는다.
2. 왼쪽 다리를 굽혀서 오른쪽 다리 위로 교차시킨다. 이때 왼팔은 바닥을 짚는다.

3. 굽힌 왼쪽 다리의 왼쪽 측면을 오른팔 팔꿈치로 누르면서, 숨을 내뱉으면서 4초간 천천히 상체를 비튼다. 등, 어깨, 목 순서로 단계적으로 비틀고 시선은 수평을 유지한다.
4. 4초간 천천히 원래의 자세로 되돌아온다.
5. 3의 동작을 다시 한 번 더 하고, 비튼 상태에서 10초간 정지한다. 이 운동을 좌우 각각 3번씩 반복한다.

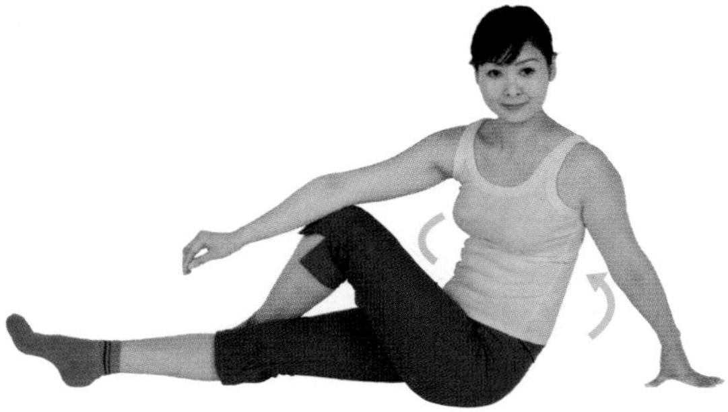

## 준비운동과 정리운동

효과적인 운동을 하기 위해서는 상처를 입거나 사고의 리스크가 없는 상태에서 운동을 하는 것이 전제되어야 합니다. 다치지 않기 위해서는 운동 전후 준비운동과 정리운동을 하는 것이 중요합니다.

사람의 몸은 급격한 변화를 싫어합니다. 준비운동은 지금부터 운동을 한다는 신호를 자신의 몸 전체에 전하기 위한 것이고, 정리운동은 이것으로 운동을 마친다는 사인을 전하는 것입니다. 각 기관에 제대로 사인이 전달되도록 꼼꼼하게 준비운동과 정리운동을 합니다.

운동 전후에 반드시 필요한 준비운동과 정리운동, 각각 내용은 같지만 준비운동은 워밍업, 정리운동은 맥박과 호흡을 서서히 되돌린다는 의식을 가지고 합니다.

## 준비운동 & 정리운동

**운동 효과와 안전을 위해서 반드시 해야 한다.**

### 1. 상체 젖히기

양손을 머리 위에서 잡고 오른발을 한발 앞으로 내민다. 숨을 들이마시면서 가슴을 크게 열고, 양팔을 귀 뒤까지 당긴다. 왼쪽 다리도 마찬가지로 한다. 이것을 각각 5번 반복한다.

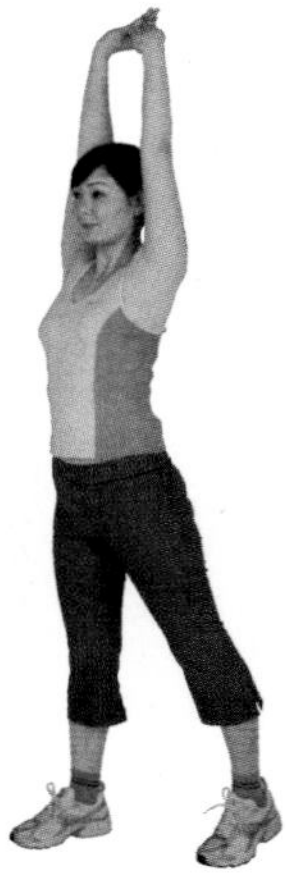

## 2. 팔돌리기

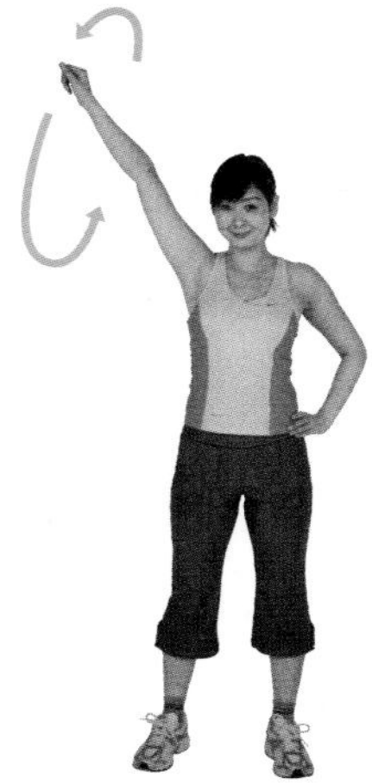

오른팔을 천천히 돌린다. 앞에서 뒤로, 뒤에서 앞으로 큰 원을 그린다는 이미지를 가지고 돌린다. 왼쪽팔도 마찬가지로 돌린다. 이것을 각각 5번씩 반복한다.

## 3. 앞으로 굽히기와 뒤로 젖히기

양발을 어깨너비보다 조금 넓게 벌리고 숨을 내뱉으면서 천천히 상체를 앞으로 굽힌다. 이때 등은 되도록 동그랗게 만들고, 양팔을 양 무릎 사이에 넣는다. 다음은 숨을 들이마시면서 양손을 머리 위 높이 올리고 상체를 뒤로 젖힌다. 이것을 각각 10번씩 반복한다.

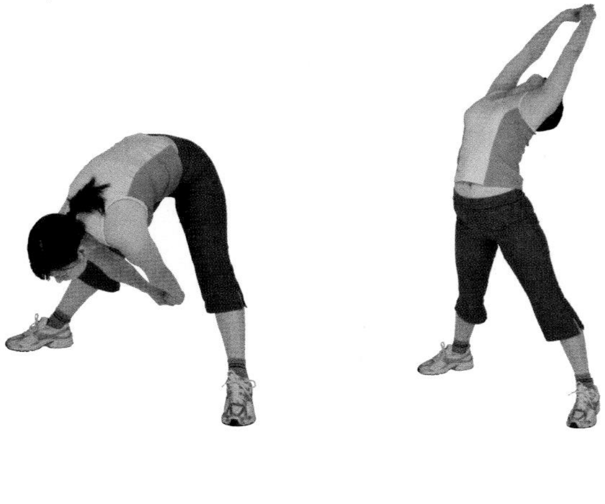

### 4. 옆으로 굽히기

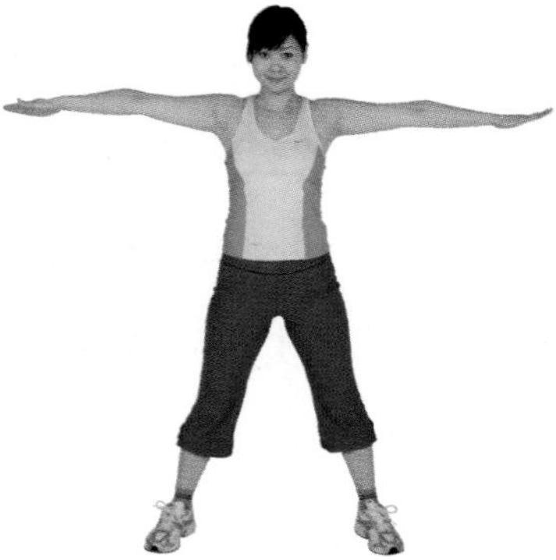

양발을 어깨너비보다 조금 넓게 벌리고, 양팔을 좌우 크게 벌린다. 숨을 내뱉으면서 상체를 오른쪽으로 굽히고, 양팔은 몸 라인에 따라 머리 위로 올린다. 이때 체중은 왼쪽 다리에 싣는다. 반대쪽도 같은 방법으로 한다. 이것을 각각 10번씩 반복한다.

### 5. 옆으로 비틀기

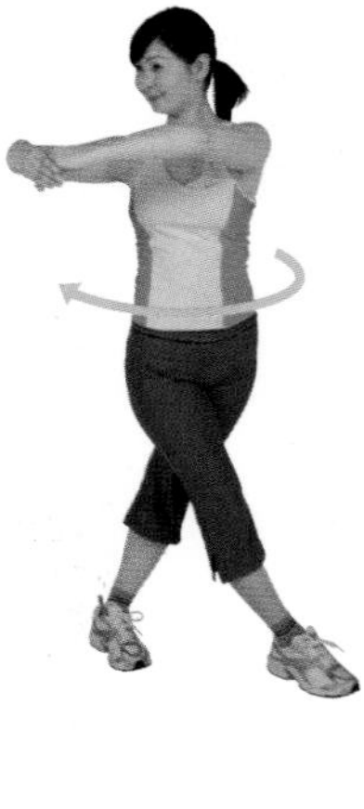

양다리를 크로스하고, 양팔을 수평이 되도록 잡는다. 숨을 내뱉으면서 상체를 오른쪽으로 천천히 비틀고, 숨을 들이마시면서 원자세로 되돌아온다. 이어서 다시 한 번 상체를 비튼다. 반대쪽도 똑같이 한다. 이것을 각각 10번씩 반복한다.

### 6. 앞으로 비틀면서 굽히기

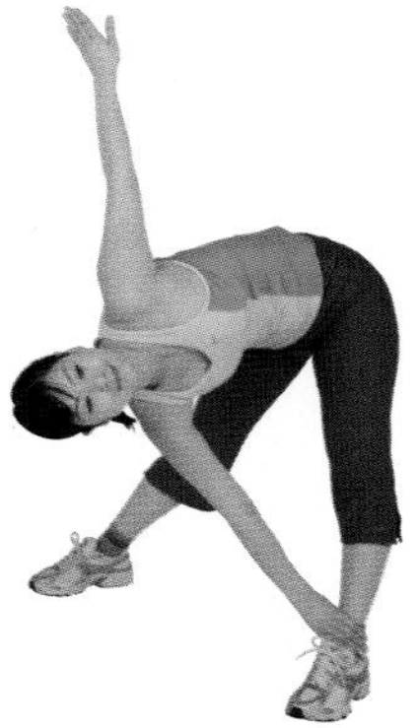

양다리를 어깨너비보다 조금 넓게 벌리고 양팔을 수평으로 벌린다. 숨을 내뱉으면서 상체를 앞으로 구부리고 동시에 오른팔로 왼쪽 발목을 잡는다, 왼팔은 머리 위로 높이 올린다. 이때 얼굴과 시선은 왼쪽을 향한다. 반대쪽도 똑같이 한다. 이것을 각각 10번씩 반복한다.

### 7. 무릎 굽히고 펴기

직립자세에서 상체를 앞으로 굽히고 양손은 가능한 바닥에 닿도록 한다. 다음은 손을 양 무릎에 올리고 앉는다. 이때 발뒤꿈치는 떼지 않는다. 이것을 10번씩 반복한다.

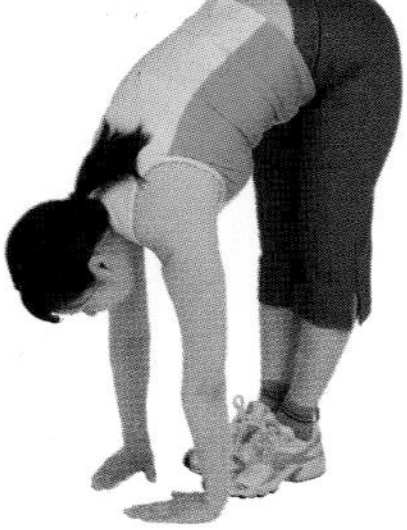

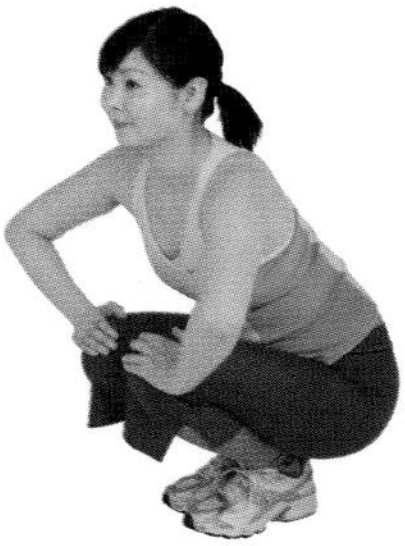

### 8. 무릎 스트레칭

양다리를 좌우로 크게 벌리고, 오른쪽 다리는 굽히고 왼쪽 다리는 쭉 뻗는다. 이때 체중은 오른쪽 다리에 싣는다. 자신의 몸 상태에 따라 허리의 높이를 달리하면서 다리를 뻗는다. 반대쪽도 똑같이 한다. 이것을 각각 10번씩 반복한다.

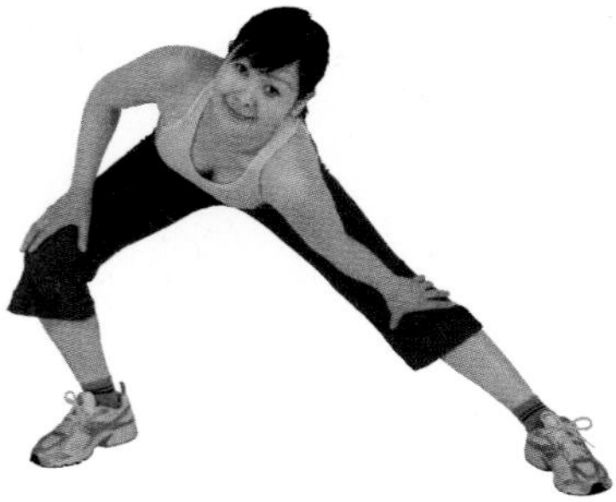

### 9. 윗몸돌리기

양다리를 좌우로 크게 벌리고 상체와 양팔을 왼쪽으로 천천히 돌린다. 반대쪽도 똑같이 한다. 이것을 각각 10번씩 반복한다.

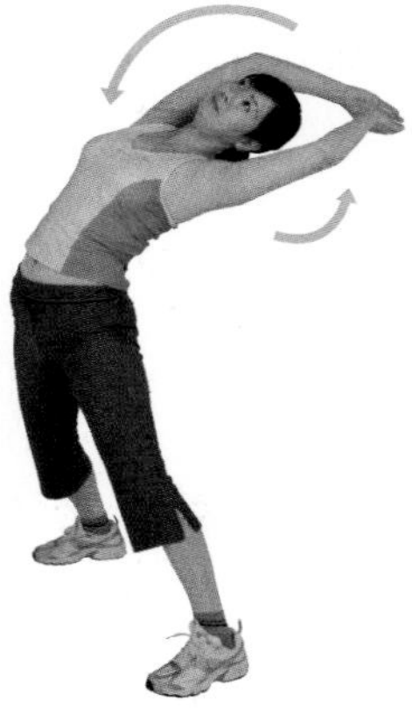

### 10. 아킬레스건 스트레칭

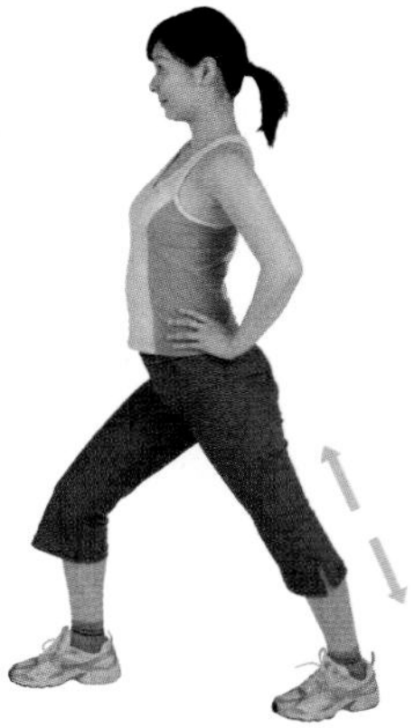

양손을 허리에 얹고, 양다리는 앞뒤로 크게 벌린다. 뒤쪽 다리를 똑바로 뻗은 다음 발뒤꿈치를 바닥에서 천천히 들었다 내렸다 하면서 아킬레스건을 충분히 스트레칭한다. 반대쪽도 똑같이 한다. 이것을 각각 20번씩 반복한다.

## 자신의 몸 상태 파악하기

운동을 안전하게 하기 위해서는 자신의 몸 상태를 잘 파악하고 운동량이나 강도를 조절할 필요가 있습니다. 매일 같은 분량의 운동을 해야 한다는 법은 없습니다. 오히려 '오늘은 몸이 좋지 않으니 운동은 쉬어야겠다'라고 판단할 수 있는 것이 더 중요합니다. 모 건강개발센터에서 40세 이상, 276명을 대상으로 운동부하검사를 포함한 건강진단을 실시한 바 있습니다. 그 결과 약 57%의 사람의 심전도에 어떤 문제점이 나타났습니다.

운동을 1년 이상 하지 않은 중년·고령의 사람이 운동을 다시 시작할 때는 스포츠 의학을 잘 알고 있는 의사나 시설에서 신체검사를 받아야 합니다. 신체검사의 항목으로는 심전도, X선 촬영, 호흡기능, 혈액, 소변검사 그리고 트레드밀(treadmill), 에르고미터(ergometer) 등에서 운동했을 때의 운동부하검사(심전도)가 있습니다.

### 이럴 때는 운동을 중지하자

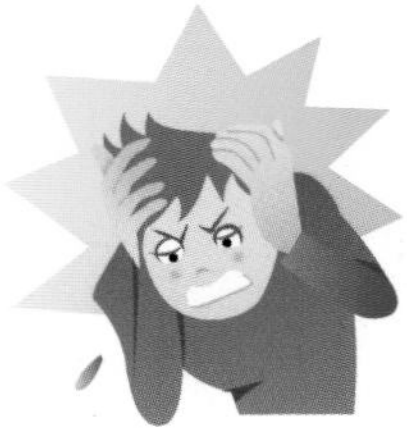

#### 심한 두통이 있을 때

운동 중에는 심장에서 보내지는 혈액의 양이 많아지므로 그것에 대응하기 위해서 혈관이 확장된다. 나이를 먹으면 사람의 혈관은 유연성을 잃기 때문에 갑자기 운동을 하면 혈관이 무리하게 확장되고 두통이 생기는 일도 있다. 이것을 무시하면 뇌의 혈관이 파열, 즉 뇌졸중이 일어날 위험성이 있으니 바로 중단한다.

#### 어지럼증이나 구역질이 날 때

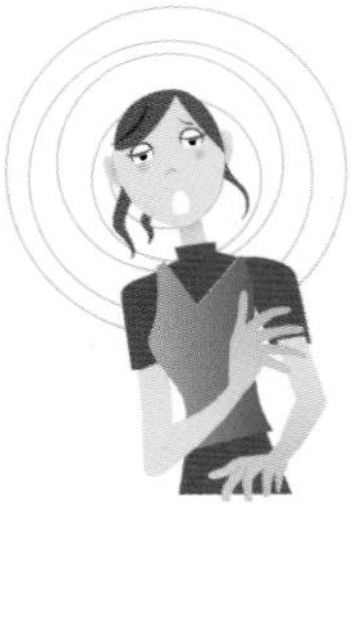

심장에 큰 부담이 가면 어지럼증이나 구역질이 나는 경우가 있는데, 두통과 마찬가지로 위험한 상태를 불러일으킬 수 있다. 이럴 땐 바로 운동을 중지하고 안정을 취하도록 한다.

기타의 경우

- 식은땀이 난다.
- 가슴이 답답하다.
- 다리의 힘이 빠진다.
- 평상시보다 많이 피로하다.

이상과 같은 증상이 나타날 때는 운동을 중지해야 한다.

### 이럴 때는 운동량과 강도를 조절하자

- 열이 있다.
- 몸이 나른하다.
- 구역질이 난다.
- 머리가 아프다.
- 숙취
- 어젯밤 잠을 잘 못 잤다.
- 심장이 두근거린다.
- 설사를 한다.
- 안정 시 심박수가 1분간에 90 이상이다.

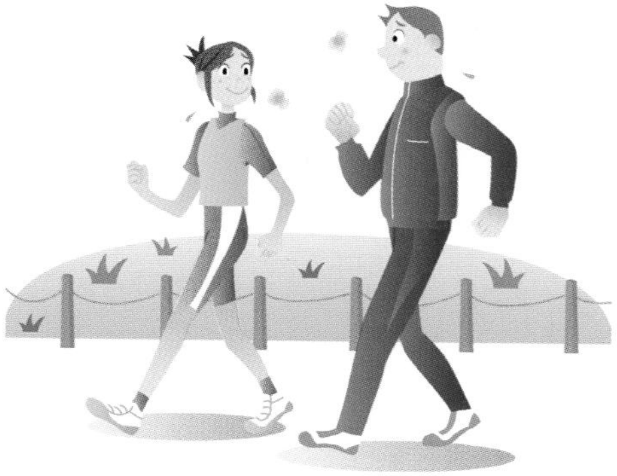

5장

# 생활의 지혜 & 대체요법

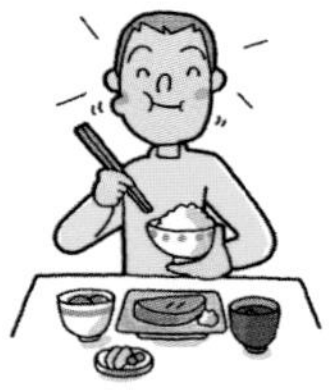

서양의학의 발전으로 이제까지 어려웠던 병의 치료성적은 비약적으로 향상되었습니다. 한편 인간 전체를 보고 치료를 하는 동양의학이나 그 외의 대체요법 등도 주목을 받고 있으니 유익한 정보는 받아들이도록 합시다.

# 한방으로 예방하고 치유한다

## 심신의 균형을 바로잡는 동양의학

한방이란 널리 알려진 한방약을 비롯해서 침구, 지압 등 오랜 역사 속에서 만들어진 동양의학을 바탕으로 한 치료법입니다. 동양의학에서는 같은 병을 가진 사람이라도 그 사람이 병에 걸린 원인이나 체질을 중시하는 특징이 있습니다.

서양의학에서는 병명을 정하는 것이 중시됩니다만 동양의학에서는 환자의 체격이나 외견, 체질, 즐겨 먹는 음식, 성별, 연령, 자각증상 등 여러 정보를 가지고 종합적으로 진단하는 '증(證)'을 가장 중요하게 생각합니다.

'증'은 구체적으로 허실(虛實), 표리(表裏), 한열(寒熱), 음양(陰

陽) 그리고 '기(氣)·혈(血)·수(水)'의 잣대를 가지고 정합니다. 허실로 생리기능의 항진이나 쇠퇴를 판단하고, 표리에서는 몸의 안팎에 걸쳐서 어느 부분에 문제가 일어나는가, 한열에서는 몸이 뜨거움과 차가움 중 어느 쪽을 느끼고 있는가, 음양에서는 병의 진행 정도를 재고 판단합니다.

또한 기는 생명을 유지하는 에너지를, 혈은 혈액 그 자체나 혈액이 가지는 기능, 수는 혈액 이외의 체액을 가리킵니다.

한방에서는 '증'을 바탕으로 부족한 부분을 보충하고 과한 부분을 제거하는 치료를 합니다. 치료법도 '증'에 따라 달라지기 때문에 아무리 같은 증상을 호소하는 사람이 10명 있다고 해도, '증'이 다르면 같은 치료법이나 같은 약을 먹지 않습니다.

## 한방처방의 잣대 '증(證)'

**한방약은 개인의 '증'에 기초를 두고 처방되며, '증'은 다음의 5가지 항목으로 진단한다.**

### 1. 허·실

체력·저항력의 정도를 진단한다.

**허 :** 체력이 없고 생리기능이 떨어지는 경우

**실 :** 체력이 너무 충실해서 생리기능이 과잉으로 기능하는 경우

## 2. 표 · 리

몸 어디에서 병이 생겼는지 진단한다.

**표 :** 가장 바깥쪽(피부나 체표 부근의 근육이나 관절 등)에 있다.

**리 :** 가장 안쪽(주로 위장)에 있다.

**반표반리 :** 표와 리의 중간(입에서 상부소화기, 흉부)에 있다.

## 3. 한 · 열

몸이 뜨겁다고 느끼는가, 춥거나 차다고 느끼는가를 진단한다.

**한 :** 몸이 차다. 열이 있어도 한기가 있고 안색이 나쁠 경우

**열 :** 몸이 뜨겁다고 느끼고, 상기(上氣 : 한방에서 피가 머리로 모여 얼굴이 붉어지고 두통, 이명 등을 일으키는 증세)가 있는 경우

## 4. 음 · 양

병의 진행정도와 체력과의 관계를 진단한다.

**음 :** 병이 진행해서 체력이 없어지고 신진대사가 떨어진 상태

**양 :** 병으로 신진대사가 지나치게 잘 되는 경우

## 5. 기 · 혈 · 수

생명활동을 유지하는 에너지의 기, 혈액 및 혈액의 흐름을 가리키는 혈, 혈액 이외의 체액을 가리키는 수의 이상을 진단한다.

### 기 · 혈 · 수의 이상 체크

한방에서는 기 · 혈 · 수에 이상이 있으면 질병을 의심한다. 자신의 상태를 한번 점검해보자.

#### 1. 기(氣)의 이상

생명활동을 유지하는 에너지인 기의 흐름이 나쁜 상태로 상충(上衝), 기울(氣鬱), 기허(氣虛)의 3종류가 있다. 기의 이상으로 나타나는 증상을 체크해보자.

**상충(上衝) :** 기가 위로 치밀어 오른 상태

- □ 상기
- □ 심장이 두근거림
- □ 얼굴이 금방 빨개진다
- □ 안절부절못한다
- □ 어지럼증
- □ 두통
- □ 불면증

**기울(氣鬱) :** 기가 목 부위를 메우고 있는 상태

- □ 불안감이 있다
- □ 우울한 기분이다
- □ 무기력
- □ 아침에 잘 일어나지 못한다
- □ 목이 막히는 느낌이 있다
- □ 머리가 무겁다
- □ 안절부절못한다

**기허(氣虛) :** 기가 부족한 상태

- □ 활기가 없다
- □ 피곤하다
- □ 활발하게 활동할 수 없다
- □ 감기에 잘 걸린다

## 2. 혈(血)의 이상

피 흐름이 나빠지거나 피의 기능(산소와 영양소 공급)이 떨어진 상태로 '혈허(血虛)'와 '어혈(瘀血)' 2종류가 있다. 혈의 이상에서 나타나는 증상을 체크해보자.

**혈허(血虛) :** 피의 기능이 떨어진 상태

- □ 눈 밑에 검은 기미가 생긴다
- □ 피부가 잘 거칠어진다
- □ 혀와 잇몸의 색이 검붉은 빛이다
- □ 입이 잘 마른다
- □ 생리가 불규칙하다
- □ 감정의 기복이 심하다
- □ 배꼽 부위를 누르면 압박감이 있다
- □ 살결이 거칠다
- □ 내출혈을 잘 한다
- □ 치질이 있다
- □ 아랫배가 잘 아프다

**어혈(瘀血) :** 피의 흐름이 나쁘고 침체된 상태

- □ 안색이 나쁘다
- □ 피부가 거칠다
- □ 탈모
- □ 눈이 피곤하다
- □ 생리가 불규칙하다
- □ 집중력이 떨어진다
- □ 빈혈이 있다
- □ 손발이 저리다
- □ 어지럼증
- □ 불면증
- □ 손톱이 부서진다

## 3. 수(水)의 이상

체내에 여분의 물(혈액 이외)이 차서 배출되지 않는 상태로 '수독(水毒)'이라고 한다. 수독으로 나타나는 증상을 체크해보자.

- □ 잘 붓는다
- □ 소변의 양이 지나치게 많다
- □ 두통
- □ 차멀미를 한다
- □ 설사를 잘 한다
- □ 가슴이 답답하고 숨이 차다
- □ 손발이 차다
- □ 맑은 콧물이 흐른다
- □ 관절통이 있다
- □ 어지럼증
- □ 일어서면 어지럽다
- □ 군살이 많아 몸이 뚱뚱하다
- □ 눈꺼풀이 경련을 일으킨다

## 경혈을 자극해서 증상을 개선한다

동양의학에는 경혈(經穴)이라는 개념이 있습니다. 동양의학에서 기나 혈이 지나는 길로 알고 있는 경락(經絡)에는 신경(腎經), 간경(肝經) 등 주된 것이 12개 있고 각 장기와 이어져 있는데, 이 경락의 중간에 정거장처럼 위치하고 있는 포인트가 경혈입니다.

경혈은 대표적인 것만으로도 약 360개가 있습니다. 동양의학에서는 몸의 부조(不調 : 건강상태가 고르지 못함)는 기와 피의 흐름이 나빠서 생기는 것이라고 생각하고 경혈을 자극하면 그 흐름이 순조로워져서 몸 상태를 개선할 수 있다고 합니다.

경혈을 자극하는 방법에는 지압, 뜸, 침이 있는데 처음 접하는 사람이라도 스스로 할 수 있는 게 지압입니다. 경혈을 자극하기 위해서는 물론 경혈의 위치를 알아야 합니다. 경혈은 관절의 가장자리나 뼈의 가장자리, 근육의 경계, 피부의 주름 사이 등에 존재합니다. 자신의 손으로 직접 만져보면서 경혈의 위치를 확인하기 바랍니다.

경혈의 위치는 '무릎 안쪽에서 손가락 4개 위'라는 식으로 표현되는데 그 설명으로 대강의 위치를 찾고, 다음은 자신의 감각으로 결정합니다. 경혈은 바늘 끝 정도의 점이 아니라 손가락 끝

## 지압과 마사지 방법

**쓰다듬기 : 손바닥 전체로 부드럽게 한다.**
배의 경우, 시계방향으로 원을 그리듯이 쓰다듬도록 한다.

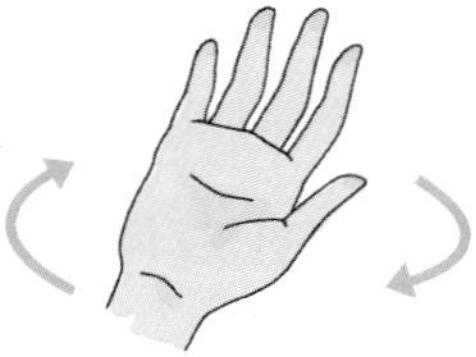

**안마 : 직접 힘을 가하지 않는다.**
엄지와 다른 4개의 손가락으로 짚는다. 엄지에 약간의 힘을 주면서 결린 부위의 주변을 가볍게 눌러서 푼다.

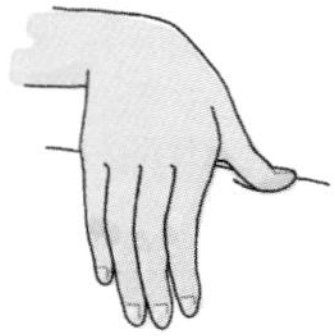

**누르기 : 엄지를 이용한다.**
엄지 끝에서 제1관절까지 넓게 사용한다. 처음에는 부드러운 힘으로 누른다. 무리한 힘을 들이지 않도록 한다.

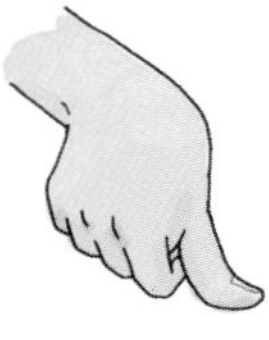

**두드리기 : 두드릴 때는 손 모양을 달리해서 강약을 정한다.**
엄지를 인지 위에 가볍게 올린다.

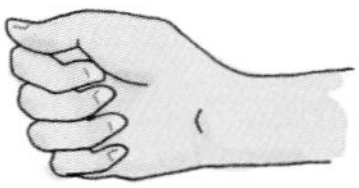

힘을 자연스럽게 빼고, 손바닥을 동그랗게 한다.

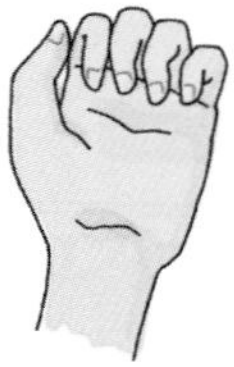

손바닥으로 두드릴 때는 손바닥 중앙이 쑥 들어가게 한다.

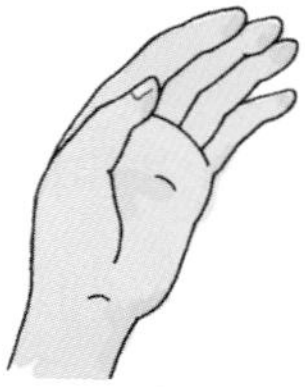

※ 경혈의 자극은 1회 3곳까지, 다 합해서 30분 정도로 한다. 술을 마실 때나 고열이 있을 때, 공복 시, 몸이 극도로 약할 때, 입욕 전후 약 1시간, 외상이나 염증이 있을 때는 피한다. 자극을 하는 사이에 몸 상태가 나빠지면 중지해야 한다.

정도의 크기이므로 다소 벗어나도 효과가 없지는 않습니다.

스스로 하는 경혈 자극은 '기분이 좋다'라고 느낄 수 있는 정도의 강도로 지압하는 것이 적당합니다. 스스로 이 부위를 누르면 효과가 있을 것 같은 장소를 엄지로 세게 누릅니다. 3초 누르고 1초 쉬는 동작을 1회로 해서 2~5분 정도 반복합니다. 부족할 경우는 10분 정도 계속해도 상관없습니다.

### 당뇨병 예방 · 불쾌증상 개선에 도움이 되는 경혈

**기분이 좋다고 느낄 정도의 강도로 지압한다.**

**내분비**(内分泌)

귓불 위에 있는 귓구멍 가장자리의 안쪽에 위치하며 인슐린 분비를 촉진한다.

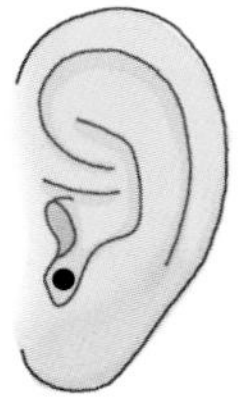

**양계**(陽谿)

손목의 손등쪽 엄지손가락 아래에 생긴 2개의 줄기 사이에 오목하게 들어간 곳에 위치한다. 소화기 기능을 활발하게 하고 혈당치 상승을 억제한다.

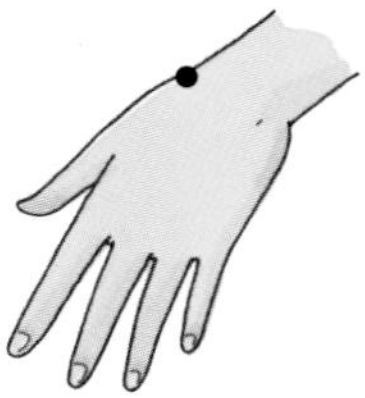

### 중충(中衝)

'충'은 길이 막혀서 더 이상 진행할 수 없는 말단부분을 나타내는 것이다. 중충은 중지의 손톱 뿌리이며 검지 근처의 측면에 있다. 전신의 혈액순환과 당대사가 좋아지고 혈당치를 조절한다. 말초부의 혈류를 활발하게 하고 합병증 예방에도 효과적이다. 혈압을 내리고 고혈압을 동반한 두통, 위통, 어지럼증, 이명, 불면증 등에도 효과가 있다.

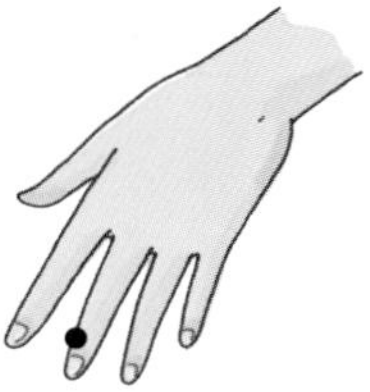

### 완골(腕骨)

손목 바깥쪽(새끼손가락쪽)에서 뼈가 만져지는 곳에 위치한다. 당대사를 돕고 내분비계의 기능을 촉진하고 구토, 두통, 목덜미의 뻣뻣함 등에도 효과가 있다.

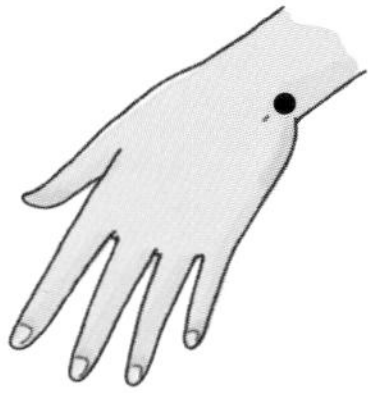

### 태계(太谿)

'태'는 중요하다는 의미이며, 안쪽 복사뼈의 바로 뒤쪽을 집게손가락으로 대고 상하로 움직이면 다리 뒤쪽 방향까지 통

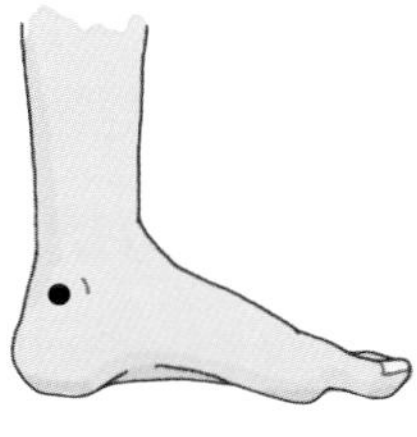

증이 전해지는 곳이 있다. 피곤하고, 밤에 자주 화장실에 가는 등 신장의 기능이 떨어져서 나타나는 여러 증상에 효과가 있다. 신장 기능이나 순환기계의 트러블을 개선하고, 발의 피 순환을 촉진해서 나른함을 경감한다. 손발이 붓거나 입이 마르는 데도 효과가 있다.

**용천**(湧泉)

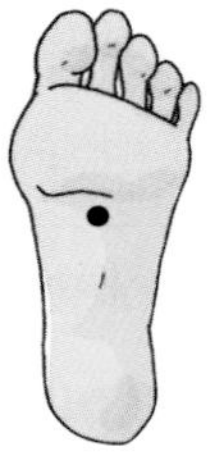

발바닥에 오목하게 들어간 부분의 중앙에 있다. 발바닥의 3분의 2쯤 되는 위치로, 발가락을 좌우로 오므렸을 때 움푹 들어가는 지점이다. 고혈당에 따른 나른함이나 피곤함을 제거한다.

**실면**(失眠)

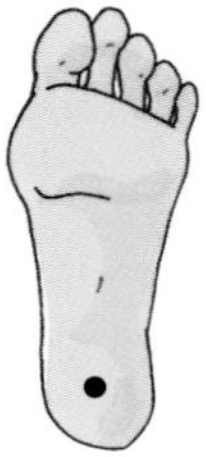

발뒤꿈치의 중앙에 위치한다. 불면증 해소에 효과가 있고, 수분대사를 촉진해서 전신의 붓기를 제거한다. 아침에 잘 일어날 수 있게 해주는 효과도 있다.

# 스트레스 조절법

## 혈당치를 올리는 스트레스

우리를 둘러싼 현대사회에는 많은 스트레스가 넘치고 있습니다. 일에서 오는 정신적 압박과 인간관계의 고민, 장래와 노후의 불안 등 정신적 스트레스는 물론이고 대기오염과 소음, 식품에 함유된 첨가물의 증가, 사무용 자동화 기기의 사용 등 물리적 스트레스와 화학적 스트레스도 증가하고 있습니다.

이런 스트레스에 휘말리면 마음과 몸이 흐트러져서 대책을 세우지 않으면 상태는 악화하기만 합니다. 스트레스는 '초기 단계에서 컨트롤해야 한다'는 의식을 가지고 잘 다스려야 합니다.

스트레스로 심신이 피로하면 자율신경과 내분비 기능에 이상이 생겨서, 그 결과 당대사가 나빠지고 혈당치가 올라가는 일이 있습니다. 과도한 스트레스는 과식과 편식, 과음을 초래해서 생활습관병의 근원인 내장지방형 비만을 만듭니다. 내장비만은 인슐린 감수성을 저하시키는 호르몬을 분비하기 때문에 인슐린 저항성이 생겨서 고혈당 상태를 불러일으킵니다.

스트레스를 잘 다스려서 하루하루의 정신적·신체적 고통을 줄이면 몸도 마음도 편안해져서 혈당 조절도 양호하게 진행됩니다. 그러기 위해서는 다음의 10가지 항목을 마음에 두고 기억하도록 합니다.

### 스트레스 대책 10가지

**적당하게 기분전환을 해서 스트레스를 쌓아두지 않는다.**

#### 1. 완벽주의를 버린다.

자신을 억압하지 않는다. 실패할 때도 있다는 마음을 가지고 여유롭게 지낸다.

#### 2. 현실을 똑바로 바라본다.

자신을 냉철하게 보는 눈을 가진다. 있는 그대로의 현실을 솔

직하게 받아들이지 못하면 앞으로 일어날 일을 진취적으로 생각할 수 없다.

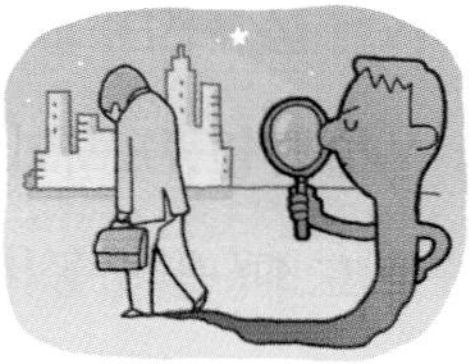

### 3. 자신만의 스트레스 기준을 가진다.

잠을 못 자게 된다거나 못 먹게 되는 등 자신만의 스트레스 기준을 정한다. 스트레스를 빨리 발견할수록 빨리 대처할 수 있다.

### 4. 힘들면 주변의 도움을 받는다.

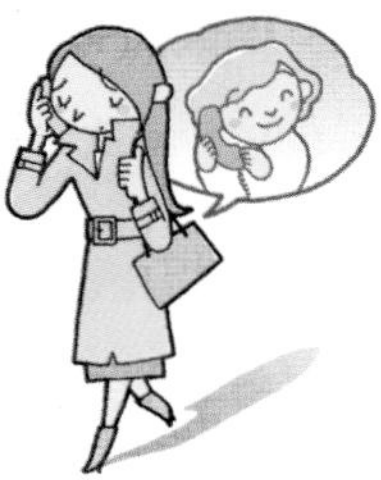

무엇이나 혼자서 처리하려고 하지 않는다. 다른 사람의 의견을 듣고 도움을 받는 것으로 해결의 길이 열릴 수 있다.

### 5. 마음으로부터 즐길 수 있는 취미를 가진다.

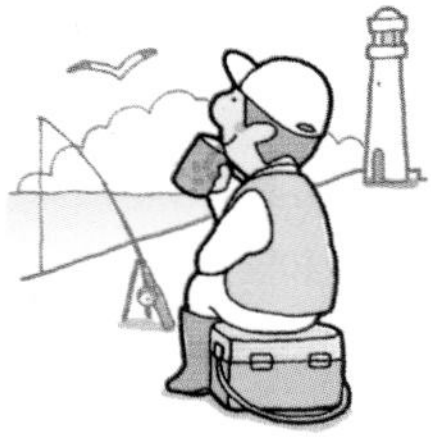

생각을 바꿀 수 있다면 피곤해진 몸에도 상쾌한 바람이 불 것이다. 즐거움을 느끼는 취미가 필요하다.

### 6. 고민을 말할 수 있는 마음의 친구를 가진다.

가족이나 회사 동료 이외에 무엇이라도 말할 수 있는 친구가 있다면 도움이 된다.

### 7. 선입견을 가지지 않는다.

굳게 믿어버리거나 일방적으로 단정하는 일은 하지 않는다. 사람의 단점은 보기에 따라 장점이 될 수도 있다. 편견을 버리고 넓은 마음으로 바라본다.

### 8. 가벼운 운동으로 땀을 흘린다.

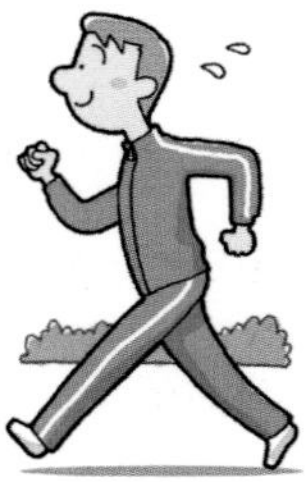

마음과 몸은 이어져 있다. 운동으로 몸을 단련하면 마음도 그만큼 강해진다. 짧은 시간이라도 지속적으로 운동을 해야 한다.

### 9. 해결해야 할 일은 미루지 않는다.

작은 노력으로 해결할 수 있는 일은 일찍 해결하는 게 마음이 편하다. 해결하는 데 시간이나 노력이 너무 많이 걸릴 경우는 내버려두는 것도 하나의 방법이다. 어느새 국면이 바뀔 수도 있다.

### 10. No라고 말할 수 있는 용기를 갖는다.

주변 사람들을 따라가기만 하면 자신의 마음을 잃어버린다. 할 수 없는 일은 할 수 없다고 말하고, 납득이 되지 않는 일에는 질문을 하는 등 용기를 가져야 한다.

## 반신욕으로 긴장을 푼다

목욕은 몸을 씻는 일만이 아니라 하루의 피로를 풀고 심신의 긴장을 푸는 효과가 있습니다. 혼자 사는 사람이나 일이 바빠서 매일 귀가가 늦는 사람의 경우, 목욕을 하지 않고 샤워만 하는 일이 많습니다. 그러나 이런 사람이야말로 목욕을 해서 긴장을 풀어야 합니다. 이 기회에 목욕의 중요성을 알아두기 바랍니다.

자율신경에는 몸을 긴장 모드로 만드는 '교감신경'과 긴장을 푸는 모드로 만드는 '부교감신경'이 있습니다. 일을 할 때는 교감신경이 활발합니다. 집으로 돌아와서 휴식을 취할 때는 피로에서 해방되기 때문에 부교감신경으로 바뀝니다.

38~40℃의 물에 몸을 담그면 부교감신경이 작용해서 몸이 편안해집니다. 물의 높이는 명치 아래까지만 잠기는 반신욕이 좋습니다. 이 정도면 수압이 심장이나 폐에 부담감을 주지 않습니다. 몸이 따뜻하게 데워지면 피의 흐름이 좋아져서 인슐린 기능

도 활발해집니다.

### 반신욕을 하면 부교감신경이 우위가 된다

뜨겁다고 느끼는 물의 온도는 42℃ 정도인데, 그 이상의 온도의 물에 몸을 담그면 교감신경이 작용하여 긴장이 풀리지 않는다. 고온에서는 혈압이 올라가는데, 시간이 지나면 온열효과로 혈관이 확장되고 혈압이 떨어진다. 혈압의 급격한 변동은 혈전을 만드는 원인이 되므로 충분히 주의해야 한다.

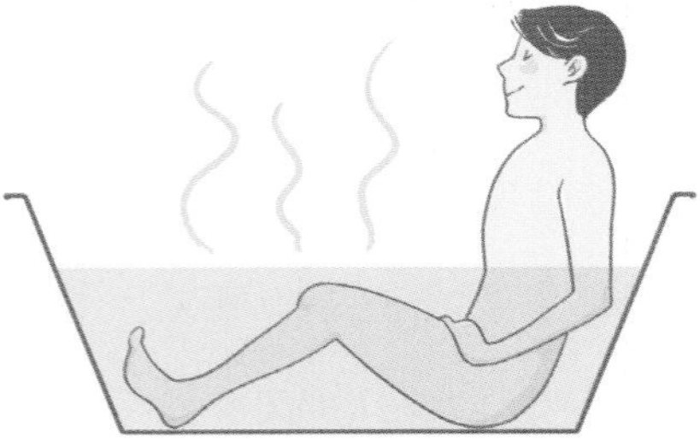

## 마음을 편안하게! 단전호흡법

단전호흡법이란 좌선에서 비롯된 것인데, 건강법으로 체계화된 복식호흡법입니다. 단전(丹田)이란 동양의학에서 말하는 배꼽 밑 7cm 부위에 있는 공간으로, 몸 에너지의 중심이 되는 곳을 말합니다.

단전호흡법은 몸과 마음을 정돈한다는 목표를 가지고 단전에 의식을 집중하면서 하는 것인데 숙련되면 복근도 횡격막도 자유자재로 컨트롤됩니다.

숙련자의 몸은 배꼽에서 명치에 이르는 상복부는 오목하고 하복부만 볼록합니다. 또한 피부는 윤기가 있고 피하지방은 없으며 전신은 부드럽습니다. 이것을 '상허하실(上虛下實)'이라고 합니다. 하반신의 기를 충만하게 해서 안정시키는 것인데 이 경지에 이르기까지 긴 세월이 필요합니다.

복근을 이용해서 하는 단전호흡법은 단순한 호흡동작을 반복하는 것인데, 복부에 힘을 줄 때는 항문에도 힘을 주어야 하복부 중심의 호흡이 가능합니다. 항문을 닫는 것으로 장요근(腸腰筋)을 수축해서 결합하고 있는 등의 횡격막을 당길 수 있기 때문입니다.

단전호흡법은 정신을 집중해서 하기 때문에 마음을 편안하게 진정시킬 수 있다고 합니다. 꼭 시도해보기 바랍니다.

## 단전호흡법(기본형)

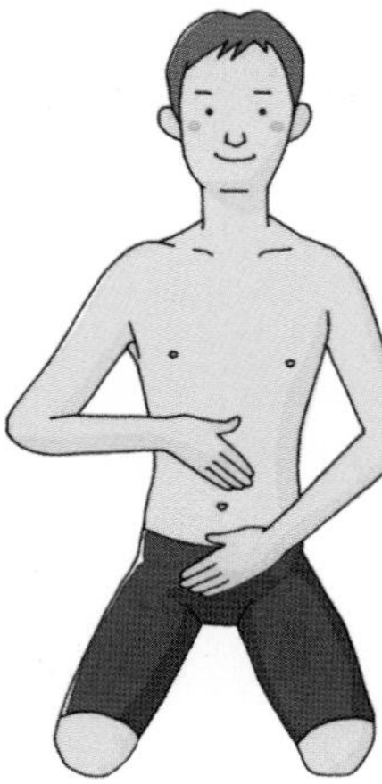

1. 바닥에 정좌를 하고 허리를 똑바로 세워서 상반신을 이완한다.
2. 오른손 약지와 새끼손가락을 배꼽에서 2cm 정도 위에 두고 손바닥을 상복부에 밀착한다.
3. 왼손 손바닥을 하복부(단전)에 가볍게 두고, 숨을 3초 정도 천천히 들이마신다.
4. 오른손 새끼손가락이 있는 부위를 가볍게 구부리면서 5초 정도 천천히 숨을 내뱉는다. 이때 등은 조금 굽어도 상관이 없다.
5. 숨을 내뱉으면서 원래의 상태로 돌아온다.

*** 이것을 6번 반복하고, 양손의 위치를 바꾸어서 6번 반복한다. 좌우 6번씩 실시한다. 업무를 보는 사이사이 의자에 앉아서 해도 된다.**

# 스트레스 이외의 혈당치 상승요인 해결법

## 금연으로 인슐린 저항성·고혈당과 작별하자

스트레스 이외에도 혈당치를 상승시키는 요인으로는 담배가 있습니다. 담배를 피우면 일시적 안정을 얻을 수 있다는 사람도 있습니다. 그러나 담배는 건강 면에서 백해무익합니다. 고혈당인 사람이 담배를 피우면 동맥경화로 이어지기 때문에 다시 한 번 생각해야 합니다.

담배에 함유된 니코틴은 알코올이나 마약 등의 의존성 물질과 다름없습니다. 체내의 니코틴이 일정량 이하가 되면 집중력이 떨어지기 때문에 담배를 피워서 니코틴을 보급하는 행동을 반복하는데, 담배 연기에 함유된 일산화탄소는 혈관벽을 상하게 해서 혈류를 나쁘게 합니다.

또한 헤모글로빈과 결합해서 혈관 내를 산소 결핍상태로 만들기 때문에 나쁜 LDL 콜레스테롤이 상승합니다. 이에 동맥경화로 진행, 심근경색이나 뇌경색, 뇌혈관성 인지증(認知症)의 발생률 상승이 염려됩니다.

담배 연기에는 발암물질이 40종류 이상 함유되어 폐암을 비롯한 각종 암의 요인이 됩니다. 가족이나 주변 사람들에게 피해를 입히는 일(간접흡연)이니 가볍게 여길 수 없습니다.

35세부터 60세까지의 남성 8,410명을 대상으로 5년에서 16년간 관찰한 결과, 담배가 2형 당뇨병의 위험인자라는 사실이 명백하게 밝혀졌습니다.

담배를 피우지 않는 사람의 상대위험도를 1이라고 한다면, 흡연자는 하루에 피우는 담배의 수가 증가하는 정도에 따라 당뇨병 발생위험도가 올라갑니다. 구체적으로 말하자면, 1~20개비일 때는 1.40, 21~30개비일 때는 1.60, 31개비 이상일 때는 1.73이라고 합니다.

혈당치와 혈중 인슐린 농도도 비흡연자와 비교하면 명백한 차이가 있다는 연구결과가 있습니다. 흡연은 인슐린 저항성을 상승시킵니다. 하루에 20개비 이상 담배를 피우는 사람은 인슐린의 효능이 비흡연자의 반 정도밖에 없어서 작용의 발현시간이 배 정도 늦추어집니다.

이와 같이 건강한 사람에게도 해를 미치는 흡연은 당뇨병 환자와 그에 준하는 사람에게는 당연히 유해한 존재임을 알아야 합니다.

## 담배로 얻을 수 있는 안정은 가짜이다

**오늘도 늦지 않았다. 백해무익한 담배를 끊자.**

담배 개수에 따른 2형 당뇨병의 발생위험도

비흡연자의 상대위험도를 1이라고 했을 때

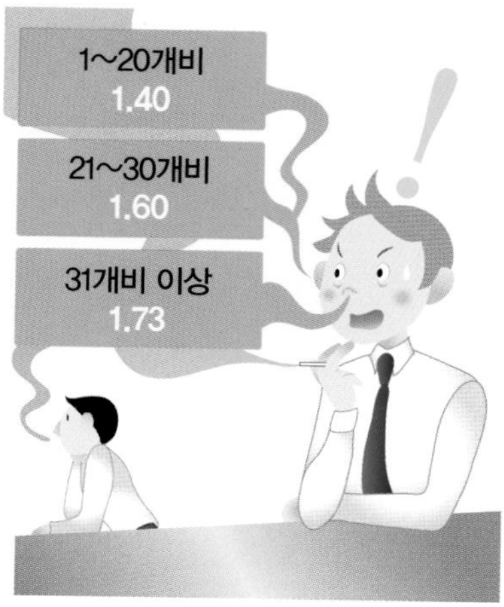

## 실패하지 않는 금연 노하우

금연은 결심하고 10일 이내에 시작해야 합니다. 마음에 여유가 없는 바쁜 시간은 피합니다.

처음에는 힘들지만 2일 정도 지나면 체내에 니코틴이 없어지고, 4~5일 후에는 니코틴 대사물질이 없어집니다. 금단증상은 대사물질이 소실하는 1주일 후에 없어지고, 그 이후부터 몸이 차차 좋아집니다.

금연 비결은 재떨이를 없애는 일, 금연 선언문을 적어두는 일, 그리고 기분 전환을 위해서 운동을 습관화하는 일입니다.

담배를 피우는 데는 심리적 의존도 있습니다. 집중이 되지 않을 때는 심호흡이나 스트레칭을 하고, 변비나 식욕부진일 때는 충분한 수분을 공급하고 식이섬유를 많이 먹도록 합니다.

금연보조제를 이용하고 싶은 사람을 위해서 시판되는 니코틴 껌이나 의사가 처방하는 니코틴 패치가 있습니다. 또한 마시는 금연보조제도 있으니 의사와 상담하기 바랍니다.

## 금연 성공 시 좋은 점

**건강만이 아니라 여러 가지 이점으로 몸과 마음이 상쾌해진다.**

- 혈압이 정상이 된다.
- 미각, 후각을 회복한다.
- 혈액이 깨끗해진다.
- 숨이 차지 않는다.
- 가족이 반긴다.

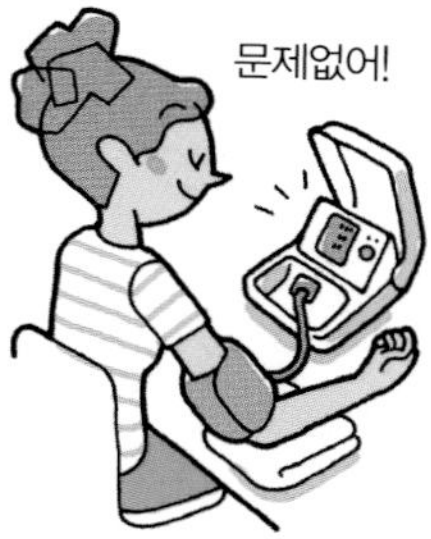


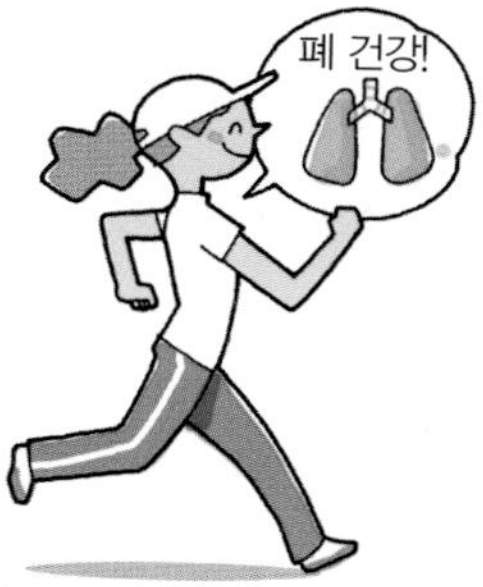


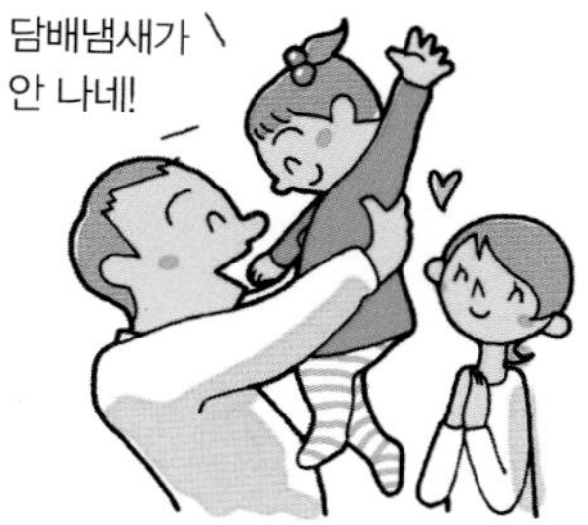


담배는 건강에 좋은 점이 단 하나도 없습니다. 지금 바로 금연하도록 합시다.

## 혈당 조절에 효과적인 양치질

매일 조금씩 생활습관을 바꾸는 것으로 혈당 조절을 할 수 있습니다. 그중에서도 간단히 할 수 있고 대단히 효과가 큰 것으로는 입안의 건강을 지키는 칫솔질이 있습니다.

매일 칫솔질을 하면 충치 예방뿐만 아니라 치주병 예방에도 효과가 있습니다. 치주병은 당뇨병 환자에게는 큰 부담이 되는 것으로 대책이 필요합니다.

이에 치석(플라크)이라는 세균 덩어리가 부착하면 잇몸에 염증(치내염)이 생깁니다. 치주병이 진행하면 그 원인이 되는 세균이 혈관을 매개로 전신에 이르러서 동맥경화와 심장병 등 다른 병을 일으킵니다.

일반적으로 당뇨병 환자는 치주병에 잘 걸린다고 합니다. 치주병균은 포도당의 대사장애를 초래하고 당뇨병 전단계로 이어진다는 사실이 밝혀졌습니다.

고혈당과 치주병의 원인관계에 대해서는 많은 연구와 실험이 진행되고 있는데, 당뇨병 환자가 치주병을 치료했더니 인슐린의 기능이 개선되어 혈당치가 내려갔다는 보고가 많이 있습니다. 그러므로 치주병 예방 및 치료를 위해 적극적으로 관리할 필요가 있습니다.

이의 세균은 취침 시에 증식하므로 잠들기 전에는 특별히 이를 잘 닦아야 합니다. 칫솔질을 잘 하는 것은 기본이고, 칫솔이 닿지 않는 이와 이 사이는 치실을 이용합니다.

또한 6개월에 한 번 전문의의 정기검진을 받고, 치주조직과 칫솔질이 잘 되고 있는가를 확인합니다. 치석을 제거하는 것도 중요합니다. 만약 충치가 있을 때는 심해지기 전에 치료를 해야 합니다.

## 효과적인 치석 제거 방법

**여러 방법이 있는데 직접 닦아서 제거하는 방법이 가장 효과적이다.**

### 바르게 칫솔질하는 방법

- 칫솔의 털을 이에 꼭 닿게 하고 닦는다.
- 힘을 들이지 않고 마찰력을 이용해서 닦는다
- 이의 표면만이 아니라 이와 잇몸 사이의 경계, 이와 이 사이도 잘 닦는다.

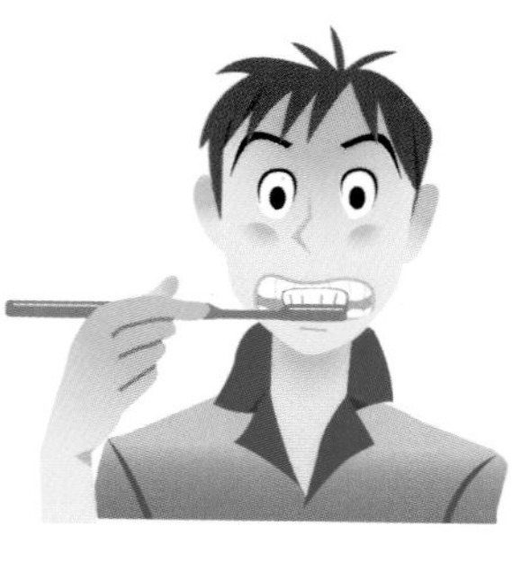

• 작게 움직인다.

### 바스법

칫솔을 이와 잇몸 사이에 45도 각도로 붙이고 옆으로 움직이면서 닦는다.

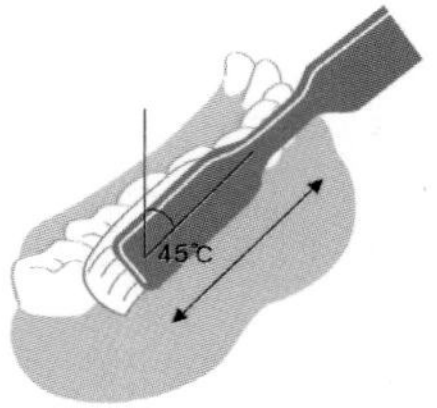


### 롤링법

칫솔을 잇몸에서 이쪽으로 돌리듯이 닦는다.

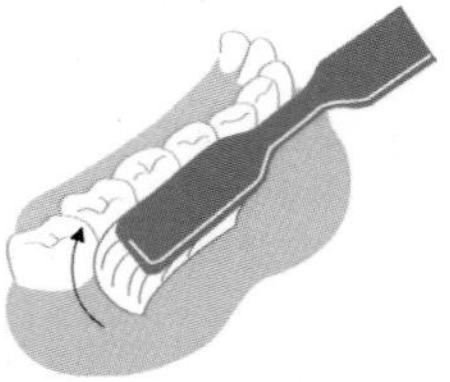

### 치실 이용하는 방법

이 사이를 청소하도록 만든 용구인 치실은 이와 이 사이에 밀어 넣을 수 있고, 칫솔로는 닿지 않는 곳에 붙은 치석을 간단하게 떼어낼 수 있다. 손가락에 감아서 사용하는 타입과 고정 홀더를 가진 치실이 있으니 의사와 상담해서 자신에게 맞는 것을 선택한다.

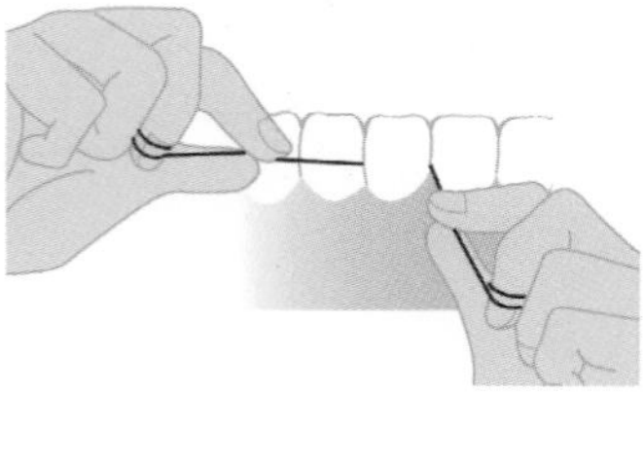

## 숙면을 취하는 방법

최근에는 수면시간이 줄어들어서 평균 수면시간이 6시간 이하라는 사람도 40% 정도 있다고 합니다. 그런데 보통 사람은 7~8시간 자지 않으면 피로가 회복되지 않고 정상 호르몬 분비도 잘 되지 않습니다.

만성 수면부족은 혈당치 상승과 혈압 상승을 불러오므로 되도록 잠을 잘 잘 수 있는 환경을 만드는 일이 필요합니다.

질이 좋은 수면을 취하기 위한 효과적인 방법은 취침과 기상시간을 일정하게 하는 것입니다. 사람의 몸은 하루를 주기로 일정한 리듬을 가지고 있습니다. 그 리듬에 수면을 맞추기 위해서는 정해진 시간에 자고 일어나는 조건반사를 만드는 일이 필요합니다. 불면증 때문에 고민하는 사람은 먼저 매일 같은 시간에 자고 일어나는 습관을 가지도록 합니다.

이불에 들어가서도 좀처럼 잠을 이루지 못하는 사람은 좋아하는 음악을 귓가에 흐르게 해봅니다. 마음을 가라앉히는 조용하고 느린 곡, 음역이 낮고 가사가 없는 클래식이 좋습니다.

불면증 음악요법으로 간혹 이용되는 것으로는 비발디의 〈사계〉, 쇼팽의 〈빗방울 전주곡〉 등이 있습니다. 수면을 위한 음반도 있으니 자신에게 맞는 곡을 찾아보기 바랍니다.

### 수면부족 해소법

#### 온도와 습도가 중요하다

일반적으로 쾌적하게 잠을 청할 수 있는 실온은 18~22℃ 정도이다. 그러나 바깥 기온과 실온의 차이가 너무 심하면 안 된다. 냉난방은 적당하게 조절하도록 한다.

#### 술은 금물

잘 자기 위해서 술을 마시는 사람도 있는데, 술은 깊은 잠을 방해하므로 삼간다.

#### 공복이라 잠이 오지 않을 때는 가볍게 먹는다

공복이라 잠이 오지 않을 때는 따뜻한 우유 한 잔을 마시는 등 위에 부담이 가지 않는 가벼운 것을 먹는다. 배가 부를 정도로 식사를 하면 오히려 수면을 방해하므로 주의한다.

#### 밝기, 색채

빛이 있으면 잠이 오지 않는다, 너무 어두우면 무섭다 등등 사람마다 개인차가 있다. 일반적으로 빛의 밝기는 호텔 방의 램프 정도가 적당하다. 또한 침실의 인테리어는 자극적인 색이나 디자인을 되도록 피하고 차분한 색을 선택한다.

### 규칙적인 생활을 한다

수면 사이클을 흐트러뜨리지 않기 위해서 밤늦게까지 자지 않는 일은 피하고, 아침에는 정해진 시간에 일어난다.

### 신경이 쓰일 때는 전문의에게 상담을 받는다

이래저래 연구를 해도 수면의 고민이 개선되지 않을 때는 방치하지 말고 전문의를 찾아간다.

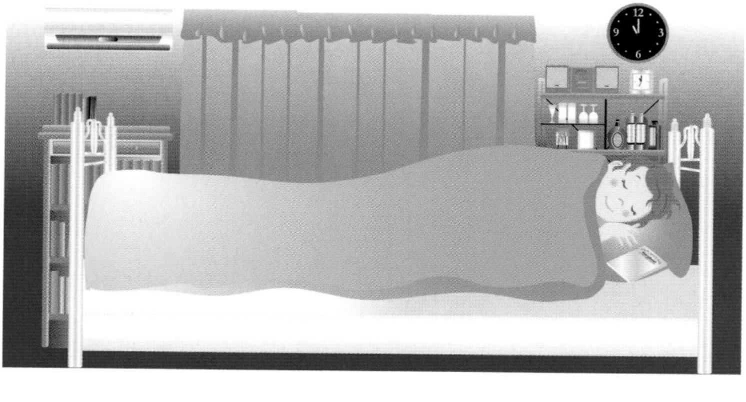

편안한 마음으로 잠이 올 때 이부자리에 들어간다

잠이 오지 않으면 어떻게 할까라는 마음이 오히려 숙면을 방해할 수도 있다. 자리에 누운 지 30분이 지나도 잠이 오지 않을 때는 일어나서 음악을 듣거나 책을 보는 등 기분전환을 한다.

## 혈당 조절을 돕는 식품

요즘 들어 혈당 조절을 돕기 위한 식품으로 개발된 특정 보건용 식품이 늘어나고 있습니다. 혈당치에 관심이 많은 사람들을 위한 것입니다. 이것은 식후 혈당치의 상승을 늦추기 위한 것을 목적으로 한 식품으로, 인슐린의 기능을 돕는 성분이 들어 있습니다.

대표적 성분으로는 '난소화성(難消化性) 덱스트린'이라고 불리는 식이섬유가 있습니다. 녹말을 가수분해하고 효소 처리해서 만든 수용성 식이섬유입니다.

이 수용성 식이섬유를 식사 때 섭취하면 위 속에서 수분을 흡수하고 부풀어 올라 음식이 위에서 장으로 이동하는 속도를 늦춥니다. 또한 장내에서 점성이 많은 젤 상태로 변화해서 당질의 소화흡수를 늦추고, 결과적으로는 혈당치의 급격한 상승을 억제합니다.

그 외에도 소맥 알부민, L-아라비노스, 구아바 잎 폴리페놀 등의 성분도 혈당치 상승을 억제하는 데 효과적이므로 각각의 성분과 기능에 대해서 설명하겠습니다.

소맥분에 함유된 단백질을 정제한 소맥 알부민은 전분을 포도당으로 분해하는 알파-아밀라아제라는 효소의 기능을 억제하기 때문에 전분이 포도당으로 바뀌는 것을 막고 혈당치의 상승을 억제합니다.

옥수수, 쌀, 보리 등의 곡물이나 사과에 함유된 당질의 일종인

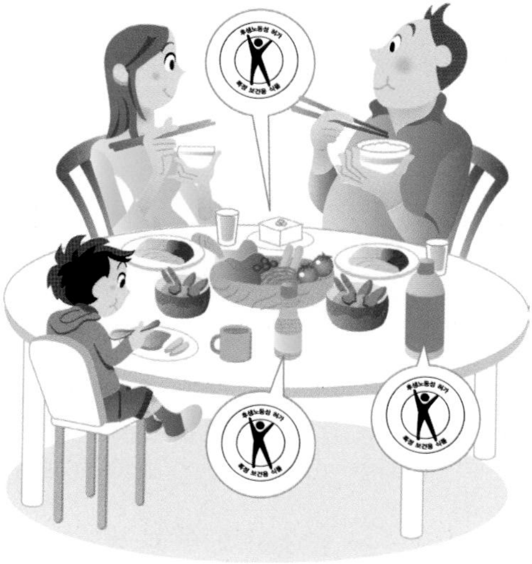

L-아라비노스는 설탕과 달리 소장에서의 흡수율이 낮기 때문에 식후 혈당치의 급격한 상승을 억제합니다.

구아바 잎에서 얻을 수 있는 폴리페놀인 구아바 잎 폴리페놀은 당질 중의 맥아당을 분해하는 말타아제, 슈크로스를 분해하는 수크라아제, 전분을 분해하는 알파-아밀라아제라는 효소의 분해 작용을 저해하기 때문에 혈당치의 상승을 억제합니다.

특정 보건용 식품의 특허요건은 대단히 어렵습니다. 유효성분 효과의 실증을 비롯해서 여러 기준판단을 통과해야 합니다. 그러므로 안정성은 인정됩니다만, 약물요법이나 인슐린요법을 받고 있는 사람은 먼저 의사와 상담해야 합니다. 그 외에도 섭취한 후에 속이 좋지 않거나 몸 상태가 나빠질 경우에는 이용을 중지하고 의사와 상담할 것을 권합니다.

## 잘 활용하면 유용한 영양보조제

매일의 식사로는 부족한 영양 성분을 영양보조제(서플리먼트)로 보충하는 일이 최근에 많아지고 있습니다. 비타민, 미네랄, 아미노산 등 특정 영양소를 보충하기 위한 영양보조제는 정제된 것, 과립, 액상 등 여러 유형이 있습니다. 다만 영양보조제는 약이 아니므로 과학적 근거가 없는 것도 있을 수 있으므로 선택할 때는 주의가 필요합니다.

성분이나 함유량의 기준이 약사법으로 정해져 있는 종합 비타민제 등은 의약품이므로 약국에서만 구입할 수 있지만, 의약품보다 성분이 적고 효과도 약한 제품은 편의점 등에서도 구입할 수 있습니다.

하지만 쉽게 손에 넣을 수 있다고 무분별하게 이용하진 말아야 합니다. 영양보조제를 이용할 때는 의사와 상담하고 복용하기 바랍니다.

## 고혈당 예방에 도움이 되는 영양보조제

**지나치게 영양보조제에 의존하지 않도록 한다.**

### 바나바차(banaba tea)

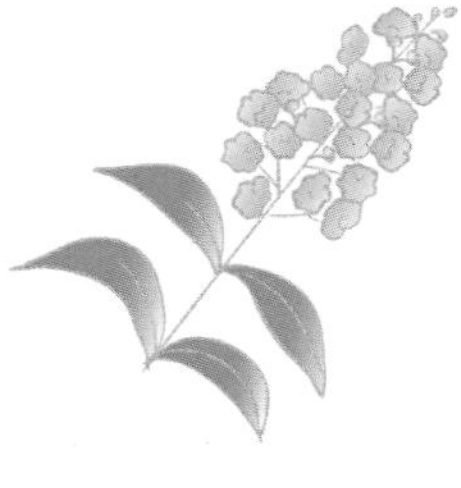

바나바는 열대 아열대에 자생하는 식물이다. 원산국인 필리핀에서는 그 줄기 차가 몇 세기 전부터 건강에 좋은 차

로 사랑받고 있으며, 혈당치를 내리는 효과가 있다고 한다.

필리핀 산업기술발명협회가 본격적으로 조사한 결과, 바나바 차에는 인슐린과 비슷한 기능을 하는 아미노산의 구성성분이 있다는 것이 밝혀졌다. 때문에 필리핀에서는 의약용 식물로 지정하고, 당뇨병 치료에 이용하고 있다.

그 후의 자세한 연구 보고에 따르면, 바나바 잎에는 코로솔산이라는 독자적 성분이 들어 있다고 한다. 이것이 혈액 내의 포도당을 세포 속으로 순조롭게 들어오게 하기 때문에, 식후 혈당 상승을 억제하는, 즉 인슐린과 같은 작용을 한다는 사실이 밝혀졌다.

### 김네마차(gymnema tea)

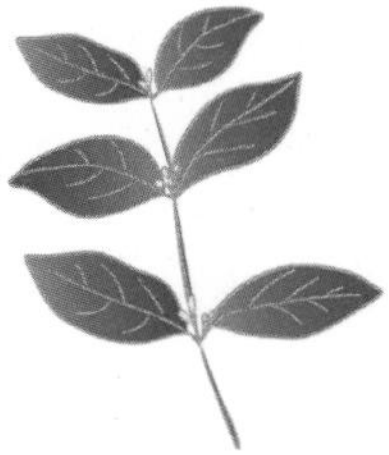

정식명칭은 김네마 실베스터(gymnema sylvestre)라고 한다. 인도 원산의 상록 덩굴성 식물로 인도 외에도 중국 남부와 대만 등에 분포한다. 인도의 전통의료인 아유르베다에서는 김네마의 잎을 당뇨병과 비만에 효과가 있는 허브로 일찍이 이용했다.

김네마차를 마시면 약 30분에 걸쳐서 단맛과 쓴맛을 느끼지 않기 때문에 단맛을 가지는 식품에 대한 식욕이 없어져서 비만 방지에 효과가 있다고 한다. 이 작용은 김네마산이라는 독자적 성분에 의한 것으로, 소장으로부터의 당의 흡수를 늦추거나 췌장의 베타세포의 성장을 자극해서 인슐린 분비를 좋게 하는 기능도 있다고 한다.

### 야콘차(yacon tea)

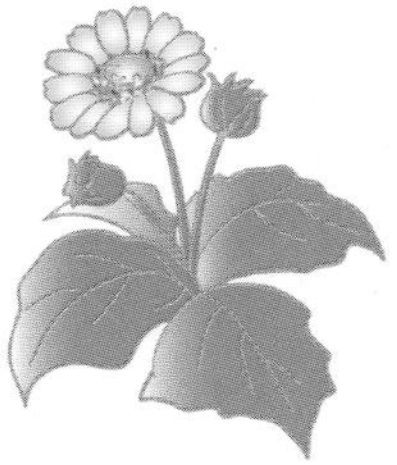

야콘은 남미 안데스 지방이 원산인 국화과의 식물로, 세계에서 손꼽히는 장수 지방인 이곳의 빌카밤바에서 예로부터 재배된 것이다. 뿌리는 식용으로, 잎은 민간차로 이용되고 있다. 생식도 가능한 뿌리는 클로로겐산, 플라본계 물질 등의 항산화물질이 함유되어 있다. 말리면 차로 이용할 수 있는 잎에는 폴리페놀과 칼륨, 칼슘, 마그네슘 등의 미네랄류가 풍부하게 함유되어 있다.

잎에 함유된 폴리페놀에는 인슐린과 같은 기능을 하고 식후 혈당치를 억제하는 성분이 들어 있다는 사실이 최근에 밝혀졌다. 또한 야콘차에는 지방의 대사를 활발하게 하는 작용이 있다는 것도 밝혀졌다.

**뽕잎차**(mulberry leves tea)

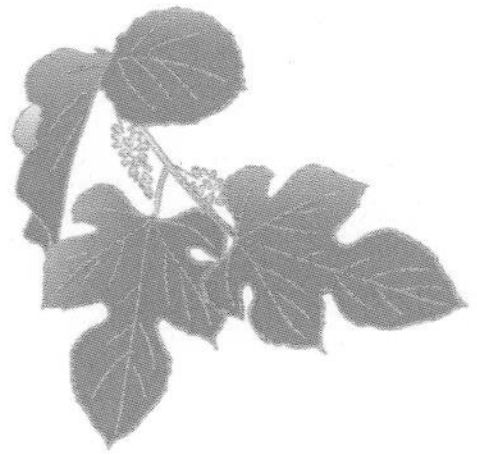

뽕잎차에는 비타민 $B_1$, 비타민 A 전구체, 카로틴 외에도 DNJ(데옥시노지리마이신)라는 성분이 함유되어 있다.

예로부터 뽕잎엔 혈당치를 내리는 기능이 있다고 여겨졌는데, 이것은 DNJ가 소장의 당분해효소인 알파-글루코시다아제와 결합해서 당분해를 저해하기 때문이라는 것이 최근에 알려졌다.

DNJ는 물에 잘 녹아서 뜨거운 물에 우려내는 것만으로 유효성분을 충분히 추출할 수 있다. 두 번째 우린 물에는 그 성분이 거의 없으므로 한 번만 우려내어 마신다.

**키틴 키토산**(chitin chitosan)

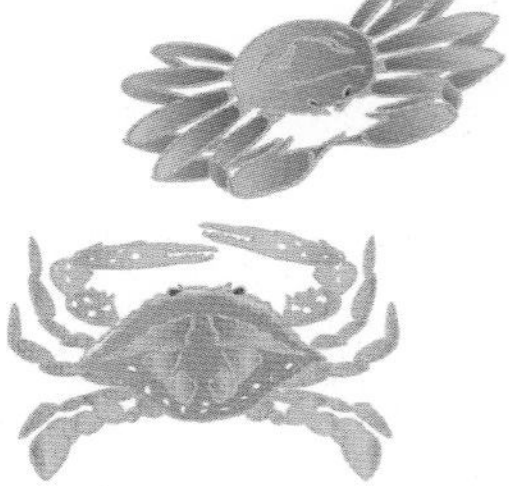

키틴이란 게 껍데기에서 추출되는 불용성(不溶性) 식이섬유를 말한다. 키토산은 키틴을 가공한 것으로 수용성인 것도 있다. 둘을 합해서 키틴 키토산이라 한다.

이것은 체내에서 흡수되지 않고 위장에서 여분의 당질과 지질

그리고 노폐물을 배설하는 기능이 있기 때문에, 식후 혈당치의 상승을 억제하고 혈액 중의 콜레스테롤이나 중성지방도 줄인다. 이외에도 변비 해소, 면역력 강화, 혈압 강하 등에 효과가 있다.

**이눌린**(inulin)

돼지감자의 뿌리에 많이 들어 있는 다당류 성분을 이눌린이라고 한다. 당질의 장 흡수를 억제하기 때문에 혈당치의 급상승을 막고 인슐린을 분비하는 췌장의 부담도 줄인다. 콜레스테롤 및 중성지방을 감소시키는 작용과 비만을 개선하는 작용이 있다.

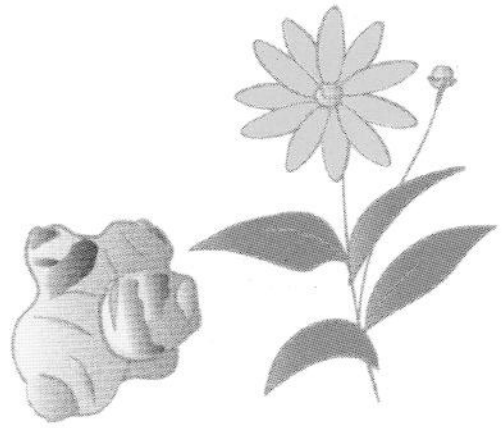

**아르기닌**(arginine)

아미노산의 일종인 아르기닌은 체내에서 일산화질소를 만들고 활성산소를 제거하며, 동맥경화와 고혈압, 신장장애 등을 예방하는 효과가 있다. 인슐린 분비를 촉진하고 인슐린의 감수성을 높인다는 연구결과도 보고되었다.

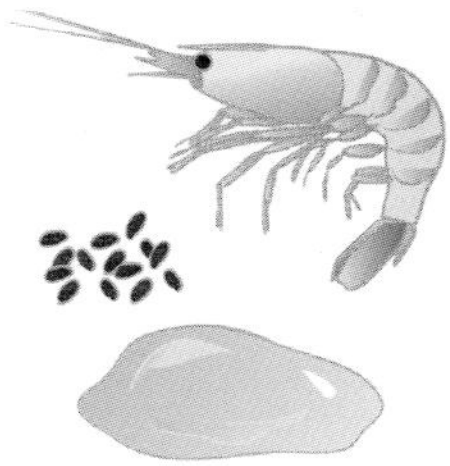

아르기닌을 많이 함유한 닭고기와 새우, 대두, 깨 등의 식품을 적당히 섭취하는 것은 좋다. 그 외에도 성장호르몬 분비를 촉진하거나 지방을 줄이고 뼈를 강화하는 등 몸을 젊게 하는 효과가 있다.

### 알파리포산(alpha-lipoic acid)

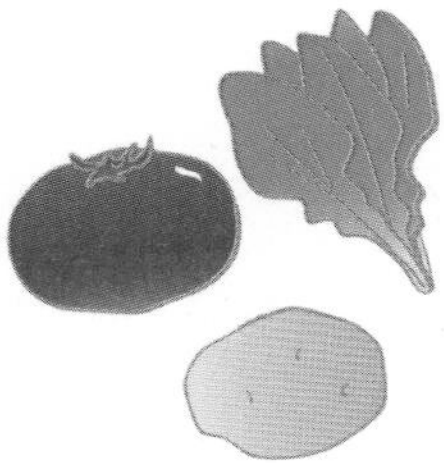

강력한 항산화력을 가지는 알파리포산은 내장과 피부의 모세혈관 등을 젊게 하고 체내의 대사를 활발하게 하는 성분이다. 원래 의료품으로 이용되었는데 2004년 식품으로 사용이 허가되었다. 체내에서 만들 수 있는 양이 미량이므로 영양보조제 등으로 보충하는 것이 좋다.

### 크롬(chrom)

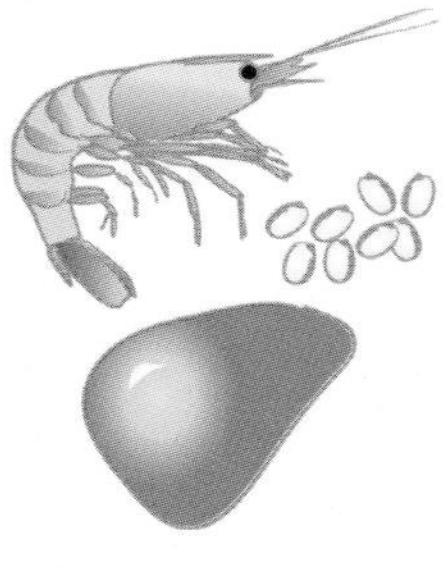

크롬은 당질이나 지질의 대사를 돕는 중요한 미네랄이다. 인슐린 작용을 활성화하고 혈당을 내리고 지질의 대사를 촉진하고 혈액 중의 콜레스테롤과 중성지방을 줄이는 효과를 가진다. 이것이 부족하면 혈당 조절이 잘 되지 않기 때문에 주의해야 한다. 간, 새우, 현미, 콩류, 버섯류 등에 함유되어 있다.

부록

# 어려운 병명과 의학용어 해설

### 1형 당뇨병

인슐린 의존형 당뇨병을 말하며, 성인보다 소아나 젊은 층에 많이 발생한다. 자가 면역질환이나 원인불명으로 췌장의 베타세포가 파괴되었기 때문으로 여겨진다. 그리고 생활습관과는 관계없이 발병한다.

### 2형 당뇨병

인슐린 비의존형 당뇨병을 말한다. 발병에는 유전적 요소와 과식, 운동 부족, 스트레스 등 생활습관에 따른 영향이 크게 관여하고 있다. 특히 비만과의 사이에는 명백한 인과관계가 인정된다. 어른이 된 다음에 발생하는 경우가 태반인데, 최근에는 소아 비만이 많아지면서 소아 2형 당뇨병의 발생빈도도 증가하고 있다.

## ㄱ

### 간접흡연

담배를 피우는 사람의 주변에 있는 사람이 자신의 의지와 관계없이 담배연기를 흡입하는 일을 말한다.

### 건반사 테스트

당뇨병의 3대 합병증인 당뇨병 신경장애가 발생했는가를 조사하기 위한 검사이다. 고무로 만든 망치로 무릎과 아킬레스건을 가볍게 때렸을 때의 반사를 본다.

### 고지혈증

혈액 중 총콜레스테롤과 중성지방이 정상범위를 넘어섰거나, 혹은 HDL(좋은) 콜레스테롤이 정상범위보다 적은 상태를 말한다.

### 고혈당

혈액 중의 포도당 농도가 높은 상태를 말한다. 건강한 사람이라면 공복 시의 혈당치는 100mg/dl 미만, 식후 가장 높은 때라도 130mg/dl을 넘지 않는다. 그러나 한 번의 검사에서 혈당치가 기준보다 높다고 해서 바로 당뇨병이라고 진단하지는 않는다.

### 고혈압

혈압이 정상범위를 초월한 상태를 말한다. 신장병 등 다른 병을 불러올 수 있는 '2차성 고혈압'과 염분 과다섭취 등 생활습관과 깊은 관련이 있는 '본태성(本態性) 고혈압'이 있다.

### 교감신경

자율신경 중 하나로서, 운동을 하거나 정신적 긴장이 있을 때 우위가 되는 신경을 교감신경이라고 한다. 교감신경은 심박수와 혈압을 올리는 등 전신의 활동을 높이는 방향으로 작용한다.

### 구아바 잎 폴리페놀

도금양과에 속하는 상록수인 구아바 잎에 함유된 폴리페놀을 말한다. 당질을 분해하는 효소의 기능을 좋게 한다.

### 글루카곤(glucagon)

췌장의 랑게르한스섬 알파세포에서 분비하는 호르몬이다. 혈액 중의 포도당 농도가 떨어지면 글루카곤이 분비되고, 간장세포 안의 글리코겐을 포도당으로 바꾸어서 혈중에 방출한다(결과적으로 혈당치를 올리는 기능을 한다). 그러나 근육에 저장된 글리코겐은 근육세포 안에서만 사용되므로 혈관 밖으로 나올 수 없어 혈당을 올리는 것과는 무관하다.

### 글리코겐(glycogen)

글리코겐은 여러 개의 포도당을 연결하여 저장하는 탄수화물이다.

### 급성 대사효과

운동 시 체내에 존재하는 포도당과 지질 등이 에너지원으로 소비되고, 혈당치가 저하되는 일을 말한다.

### 기초대사

기초대사란 쾌적한 환경과 적당한 온도에서 안정하고 있을 때 쓰이는 에너지를 말한다. 다시 말하자면 체온을 유지하고, 호흡을 하고, 심장을 움직이는 등 생물이 생명을 유지하기 위해서 최소한 필요로 하는 에너지이다.

기초대사는 성별, 연령, 그리고 개인차가 있다. 평균적 수치는 일반 성인 남성이 하루 1,200~1,500kcal, 성인 여성이 1,000~1,300kcal이다. 기본적으로 가장 절정일 때는 남녀 모두 10대라고 한다. 나이가 들면서 조금씩 줄어 40대가 지나면 급격하게 저하된다.

## ㄴ

### 뇌경색

뇌로 가는 혈류가 감소하거나 멈추면 뇌의 활동에 꼭 필요한 산소와 포도당이 결핍되어 뇌세포가 죽어버린다. 이런 현상이 뇌 일부에서 일어나는 것을 뇌경색이라고 한다.

**뇌졸중**

뇌의 혈관이 막히거나(뇌경색) 망가져서 출혈을 하는(뇌출혈, 지주막하 출혈) 혈관의 문제로, 뇌의 기능이 장애를 받는 의식장애 등 각종 증상이 나타나는 상태를 말한다.

**뇌혈관성 인지증**(認知症)

뇌경색이나 뇌출혈 등 뇌혈관의 병으로 인해 발생한 인지증(認知症)을 말한다.

## ㄷ

**당뇨병 환자카드**

자신이 당뇨병 환자라는 사실을 알리는 카드이다. 저혈당을 일으켰을 때는 즉시 설탕물이나 주스를 마실 수 있게 해달라는 내용과, 의식이 없을 때는 병원으로 연락해서 포도당 정맥주사를 맞아야 한다는 것, 자신의 주소와 이름, 그리고 주치의 연락처를 기입한다. 이 카드를 항상 휴대하도록 한다.

**동맥경화**

동맥의 혈관이 두껍고 딱딱해져서 혈관 안쪽에 지질(脂質)과 세포 등이 부착해서 혈관 내부가 좁아지는 상태를 말한다.

## ㄹ

### 랑게르한스섬 베타세포

지도에 그려진 섬과 같이 췌장의 조직 안에 산재하는 내분비성 세포군을 말한다.

## ㅁ

### 말타아제(maltase)

음식에서 섭취한 당질은 소장으로 이동하고, 여기서 당질의 최소단위인 단당(포도당 등)으로 분해되어 흡수된다. 말타아제는 당질의 소화흡수와 관계되는 효소의 하나로 이당류(두 개의 단당이 합체한 당질)의 하나인 맥아당을 단당으로 분해한다.

## ㅂ

### 부교감신경

자율신경 중 하나로, 심신의 긴장이 모두 풀리고 편안할 때 우위가 되는 신경을 부교감신경이라고 한다. 부교감신경은 낮보다 밤에 작용하는 일이 많으며, 심박수를 감소시켜 혈관을 확장하고 혈압을 내린다. 동시에 안정 시에 중요하다는 소화관 기능을 활발하게 한다.

## ㅅ

**소맥 알부민**

소맥에 함유된 수용성 단백질의 하나로, 당질을 분해하는 효소인 알부민의 기능을 좋게 하기 위해서 당질의 소화흡수를 늦추고 식후 급격한 혈당치의 상승을 억제한다.

**수크라아제**(sucrase)

말타아제와 마찬가지로 소장에 존재하는 당질의 소화효소이다. 이당류의 하나인 수크로스를 단당으로 분해한다.

**신부전**(腎不全)

어떤 원인으로 신장이 기능하지 않는 상태를 말한다. 급격하게 기능이 정지하는 '급성 신부전'과 서서히 저하하는 '만성 신부전'이 있다.

**실린지형 주사기**(보통 주사기)

인슐린 주사기에는 펜형과 실린지형의 2종류가 있다. 실린지형은 의료기관에서 사용하는 주사기와 같은 모양이며, 필요한 만큼의 인슐린 양을 주사기에 흡인해서 주사한다.

**심근경색**

심장의 근육(심근)에 혈액을 공급하는 관상동맥이 막혀서 혈류가 끊

어짐으로 인해 그 끝의 심근이 괴저하는 병을 말한다.

## ㅇ

### 안저검사

당뇨병의 3대 합병증인 당뇨병 망막증을 예방, 조기 발견, 치료하는 데 필요하다. 안저 카메라와 안저경이라 불리는 기구를 이용해서 동공 안에 있는 안저(안구 내부의 뒤쪽인 망막이 있는 부분)의 혈관에 이상이나 변화가 없는지 조사한다.

### 알파-글루코시다아제(α-glucosidase)

소장에서 맥아당이나 수크로스 등 이당류를 단당으로 분해하는 효소의 총칭이다. 말타아제, 수크라아제 등이 이것에 해당한다.

### 알파-아밀라아제(α-amylase)

당질의 소화효소 중 하나로 주로 췌장에서 분비된다. 이당류보다 많은 단당이 결합해서 분자가 큰 전분을 맥아당으로 분해하는 기능을 한다.

### 에르고미터(ergometer)

자전거와 같은 기구를 타고 페달을 밟는 것으로 운동효과를 얻을 수 있는 장치이다. 러닝머신과 마찬가지로 운동 시작에서 운동 후에 걸친 심전도 변화와 혈압 변화를 보는 것으로 심장 기능과 운동내용능을 알 수 있다.

**요독증**(尿毒症)

신부전의 악화로 전신에 나타나는 중독증상을 말한다.

**요중 알부민 측정**

당뇨병의 3대 합병증인 당뇨병 신증을 조기 발견하는 데 도움이 된다. 종래의 검사로는 요단백이 음성이라도 신장장애가 진행되고 있는 경우가 있었기 때문에, 이제까지는 신장장애가 진행되고 난 뒤 치료를 개시하는 경우가 적지 않았다. 보다 정밀한 요중 알부민 측정을 한다면 좀 더 빠른 시기에 신장의 장애 정도를 판별할 수 있다.

**인슐린**

인슐린은 췌장의 랑게르한스섬 베타세포에서 분비되는 호르몬이다. 혈액 중의 포도당 농도가 올라가면 인슐린이 분비되어 포도당을 체내의 세포 속으로 옮기는 기능을 한다. 결과적으로 혈당치를 내리는 기능을 한다.

먼저 간세포가 포도당을 글리코겐으로 바꾸어서 저장하고, 다음에는 근육세포가 포도당을 글리코겐으로 바꾸어서 저장한다. 남은 포도당은 간에서 지방으로 변화된 후 몸의 여러 부분에 운반되어 그곳의 지방세포에 저장된다.

당뇨병 환자는 이런 인슐린이 전혀 분비되지 않거나 혹은 부족하거나, 그 기능이 나빠서 혈액 중의 포도당을 잘 이용하지 못한다.

### 인슐린 감수성

인슐린 효과의 정도를 말한다. 인슐린 효과가 좋을 때는 '인슐린 감수성이 높다'고 한다. 반대로 효과가 나쁠 때는 '인슐린 감수성이 낮다(혹은 인슐린 저항성이 있다)'고 한다.

### 인슐린 수용체

인슐린의 기능으로 혈액 중의 포도당은 세포에 흡수된다. 이때 인슐린과, 포도당을 받아들이는 측의 세포에 있는 '인슐린 수용체'가 결합해서 세포 포도당을 받아들이기 위한 입구가 만들어져야 한다.

### 인슐린 저항성

혈당 조절을 하는 호르몬인 인슐린의 기능이 나쁜 상태를 말한다.

## ㅈ

### 중간형 인슐린

인슐린요법에서 쓰는 인슐린제제의 일종이다. 인슐린제제를 피하에 주사하면 그 효과의 '발현개시 시간, 절정, 지속시간'이 다르다. 중간형은 주사하고 약 30분 후부터 효과가 발현하는데, 절정시간은 8~12시간, 지속시간은 18~24시간이다.

**중성지방**

혈액 중에 함유된 지질의 하나로, 활동할 때 에너지원으로 쓰인다. 에너지로 쓰이지 않은 중성지방은 피부 밑이나 복부내장 주변의 지방조직에 흡수되어 각각 피하지방, 내장지방이 된다.

**지용성 비타민**

비타민은 13종류가 알려져 있는데, 그중 물에 녹는 성질의 것을 수용성 비타민, 기름에 녹는 성질의 것을 지용성 비타민이라고 한다.

지용성 비타민에는 비타민 A, 비타민 D, 비타민 E, 비타민 K가 있다. 지용성 비타민은 물에 씻거나 가열조리해도 손실이 적고, 기름과 함께 조리하면 흡수율이 좋아진다. 수용성 비타민을 과잉 섭취하면 불필요한 영양분은 소변으로 체외에 배설된다. 반면에 지용성 비타민은 간장을 비롯한 체내에 축적되기 때문에 과잉 섭취에 따른 위험도 고려할 필요가 있다.

## ㅋ

**케톤**(ketone)

세포는 혈당을 이용할 수 없는 상황에 빠졌을 때 지방에서 에너지를 얻으려고 한다. 이때 지방이 대사되는 부산물로 케톤이 생성된다.

### 케톤체 양성

케톤체란 아세톤, 아세토아세트산, 베타-히드록시부티르산의 총칭이다. 지방이 대사될 때의 부산물로 간장에서 생성된다. 통상 혈액과 소변에서는 거의 검출되지 않는다. 당뇨병으로 당의 대사가 불충분할 때 체내에서 대사 에너지원으로 지방의 분해가 진행되기 때문에 혈중이나 요중의 케톤체가 증가한다. 따라서 당뇨병 환자의 경우 요중 케톤체가 양성이라면 관리가 불량하다고 할 수 있다.

## ㅌ

### 트레드밀(treadmill)

전동으로 구동하는 벨트 위에서 걷거나 뛰어서 운동효과를 얻는 장치로, 벨트의 회전속도나 경사에 따라 운동부하량을 조절할 수 있다. 운동 시작에서 운동 후에 걸친 심전도 변화와 혈압 변화를 보는 것으로, 심장 기능과 운동내용능(運動耐容能 : 장시간 견딜 수 있는 능력)을 알 수 있다.

## ㅎ

### 항혈전(抗血栓) 기능

혈관을 좁게 하거나 막는 요인의 하나인 '혈전(피가 엉기어 굳은 덩어리)'이 만들어지는 것을 막는 기능을 말한다.

### **헤모글로빈**(hemoglobin)

적혈구에 함유된 빨간 색소 단백질을 말한다. 적혈구는 전신의 조직으로 산소를 운반하고, 조직에 머물고 있는 이산화탄소를 폐포로 배출하는데, 헤모글로빈이 주로 이 기능을 담당한다.

### **혈당치**

혈액 중의 포도당 농도를 말한다. 혈액 100cc당 포함된 포도당의 양을 밀리그램(mg)으로 나타낸다. 혈당치를 정상으로 조절하는 일은 당뇨병 환자뿐만 아니라 당뇨병 전단계의 사람에게도 발병 예방을 위해서 대단히 중요하다.

### **혈청중성지방 수준**

혈액 중의 지방을 '혈청지질'이라고 한다. 혈청지질에는 콜레스테롤과 중성지방이 있는데 이것이 지나치게 증가한 상태를 고지혈증이라고 한다. 혈청중성지방 수준이 높으면 동맥경화 등 몸에 악영향을 미치기 때문에 식사나 운동으로 중성지방을 줄이는 노력이 필요하다.

### **활성산소**

통상의 산소와 다른 구조를 가지는 산소의 통칭이다. 분자구조가 불

안정해서 산화(酸化), 열화(劣化)의 원인이 된다. 생체 내에서는 조직에 손상을 미친다. 또한 동맥경화, 암 등 여러 병의 원인이 된다.

### 횡격막

흉부(흉강)와 복부(복강)를 구분하는 반구 모양을 한 근육의 층을 말한다.

## A－Z

### DNJ(Deoxyjirimycin)

뽕잎 등에 함유된 성분으로, 통상 당질이 소장으로 운반되면 소장의 점막조직에 존재하는 효소 알파-글루코시다아제와 결합해서 분해됨과 동시에 흡수된다. DNJ는 알파-글루코시다아제와 모양이 비슷한데, 당질은 알파-글루코시다아제가 아닌 DNJ와 결합한다. 이것으로 당질의 분해 흡수가 방해를 받고 혈당치의 상승을 막는다.

### HDL(좋은) 콜레스테롤

콜레스테롤은 건강한 몸을 유지하는 데 없어서는 안 되는 존재이다. 좋은 HDL 콜레스테롤과 나쁜 LDL 콜레스테롤이 있는데, 어느 것이나 중요한 역할을 한다. HDL 콜레스테롤은 혈관 중의 여분의 콜레스테롤을 간장에 회수하는 기능을 하고, LDL 콜레스테롤은 혈관을 통해서 몸의 각 조직에 필요한 콜레스테롤을 운반한다.

**L-아라비노스**(L-arabinose)

옥수수와 사탕무 등 천연 식물에 함유된 당질로서, 설탕의 2분의 1 정도의 단맛을 갖고 있으며 당질을 분해하는 효소인 수크라아제 기능을 좋게 한다.

## 한 권으로 읽는 상식&비상식 시리즈

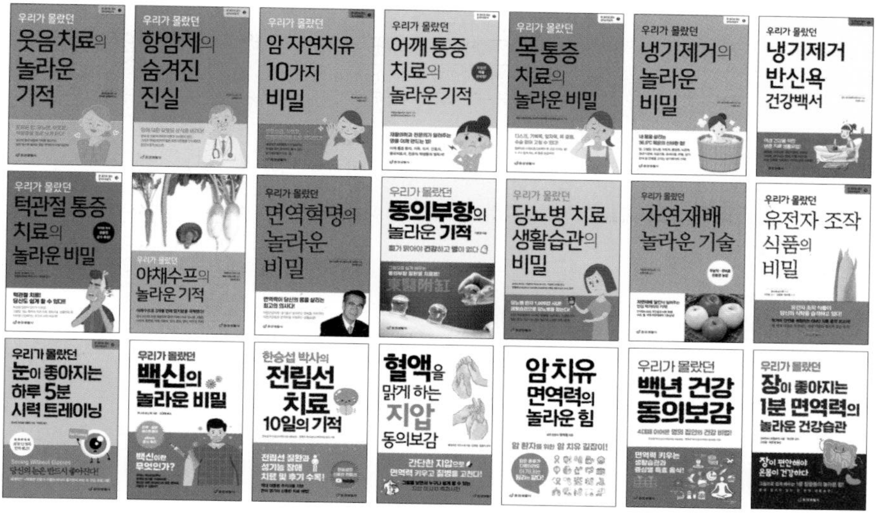


우리가 몰랐던 **웃음 치료의 놀라운 기적** 후나세 슌스케 지음 | 이요셉 · 김채송화 옮김 | 14,500원

우리가 몰랐던 **항암제의 숨겨진 진실** 후나세 슌스케 지음 | 김하경 옮김 | 14,500원

우리가 몰랐던 **암 자연치유 10가지 비밀** 후나세 슌스케 지음 | 이정은 옮김 | 13,500원

우리가 몰랐던 **암의 비상식** 시라카와 타로 지음 | 이준육 · 타키자와 야요이 옮김 | 14,000원

우리가 몰랐던 **마늘 요리의 놀라운 비밀** 주부의 벗사 지음 | 한재복 편역 | 백성진 요리 · 감수 | 12,900원

우리가 몰랐던 **어깨 통증 치료의 놀라운 기적** 박성진 지음 | 올컬러 | 16,000원 eBook 구매 가능

우리가 몰랐던 **목 통증 치료의 놀라운 비밀** 박문수 지음 | 13,500원 eBook 구매 가능

우리가 몰랐던 **냉기제거의 놀라운 비밀** 신도 요시하루 지음 | 고선윤 옮김 | 15,000원

우리가 몰랐던 **냉기제거 반신욕 건강백서** 신도 요시하루 지음 | 고선윤 옮김 | 14,000원

우리가 몰랐던 **턱관절 통증 치료의 놀라운 비밀** 로버트 업가르드 지음 | 권종진 감수 | 15,000원 eBook 구매 가능

우리가 몰랐던 **야채수프의 놀라운 기적** 다테이시 가즈 지음 | 예술자연농식품 감수 | 강승현 옮김 | 14,000원

우리가 몰랐던 **면역혁명의 놀라운 비밀** 아보 도오루 · 후나세 슌스케 · 기준성 지음 | 박주영 옮김 | 14,000원

우리가 몰랐던 **동의부항의 놀라운 기적** 기준성 지음 | 18,000원

우리가 몰랐던 **당뇨병 치료 생활습관의 비밀** 오비츠 료이치 외 지음 | 박선무 · 고선윤 옮김 | 15,000원

우리가 몰랐던 **자연재배 놀라운 기술** 기무라 아키노리 지음 | 도라지회 옮김 | 15,000원

우리가 몰랐던 **유전자 조작 식품의 비밀** 후나세 슌스케 지음 | 고선윤 옮김 | 15,000원

우리가 몰랐던 **눈이 좋아지는 하루 5분 시력 트레이닝** 로버트 마이클 카플란 지음 | 14,000원 eBook 구매 가능

우리가 몰랐던 **백신의 놀라운 비밀** 후나세 슌스케 지음 | 김경원 옮김 | 15,000원 eBook 구매 가능

한승섭 박사의 **전립선 치료 10일의 기적** 한승섭 · 한혁규 지음 | 15,000원

**혈액을 맑게 하는 지압 동의보감** 세리자와 가츠스케 지음 | 김창환 · 김용석 편역 | 25,000원

**암 치유 면역력의 놀라운 힘** 장석원 지음 | 15,000원 eBook 구매 가능

우리가 몰랐던 **백년 건강 동의보감** 한승섭 · 한혁규 지음 | 16,000원

우리가 몰랐던 **장**이 좋아지는 **1분 면역력**의 놀라운 건강습관 고바야시 히로유키 지음 | 박선무 감수 | 15,000원

중 앙 생 활 사 Joongang Life Publishing Co.
중앙경제평론사 | 중앙에듀북스 Joongang Economy Publishing Co./Joongang Edubooks Publishing Co.

**중앙생활사**는 건강한 생활, 행복한 삶을 일군다는 신념 아래 설립된 건강 · 실용서 전문 출판사로서
치열한 생존경쟁에 심신이 지친 현대인에게 건강과 생활의 지혜를 주는 책을 발간하고 있습니다.

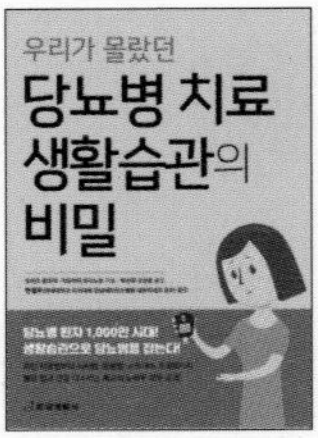


우리가 몰랐던 **당뇨병 치료 생활습관의 비밀**

초판 1쇄 발행 | 2019년 5월 20일
초판 2쇄 발행 | 2022년 3월 15일

지은이 | 오비츠 료이치(帯津良一) · 가와카미 마사노부(川上正舒)
감 수 | 안철우(ChulWoo Ahn)
옮긴이 | 박선무(SunMu Park) · 고선윤(SunYun Ko)
펴낸이 | 최점옥(JeomOg Choi)
펴낸곳 | 중앙생활사(Joongang Life Publishing Co.)

대 표 | 김용주
편 집 | 한옥수 · 백재운
디자인 | 박근영
인터넷 | 김회승

출력 | 삼신문화 종이 | 에이엔페이퍼 인쇄 | 삼신문화 제본 | 은정제책사

잘못된 책은 구입한 서점에서 교환해드립니다.
가격은 표지 뒷면에 있습니다.

**ISBN 978-89-6141-235-3(03510)**

원서명 | 自分で防ぐ · 治す糖尿病

등록 | 1999년 1월 16일 제2-2730호
주소 | ㊥ 04590 서울시 중구 다산로20길 5(신당4동 340-128) 중앙빌딩
전화 | (02)2253-4463(代) 팩스 | (02)2253-7988
홈페이지 | www.japub.co.kr 블로그 | http://blog.naver.com/japub
페이스북 | https://www.facebook.com/japub.co.kr 이메일 | japub@naver.com
♣ 중앙생활사는 중앙경제평론사 · 중앙에듀북스와 자매회사입니다.


※ 이 책은《스스로 고치는 당뇨병 건강습관》을 독자들의 요구에 맞춰 새롭게 출간하였습니다.



※ 이 도서의 국립중앙도서관 출판시도서목록(CIP)은 서지정보유통지원시스템 홈페이지(http://seoji.nl.go.kr)와
국가자료공동목록시스템(http://www.nl.go.kr/kolisnet)에서 이용하실 수 있습니다.(CIP제어번호:CIP2019015003)